वटवृक्ष

विशिष्ट जानकारियों के साथ उसके
औषधिक एवं लाभकारी प्रयोग

लेखक

उमेश पाण्डे
एम.एस.सी. (वनस्पति विज्ञान – टैक्सानॉमी), बी.एड.
आयुर्वेद महोदधि

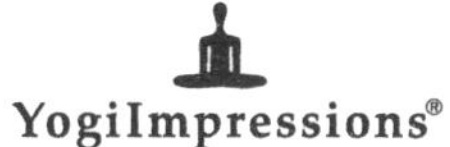

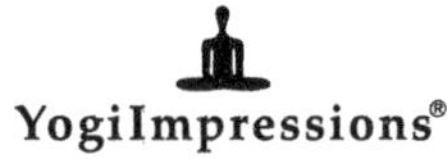

VATVRUKSHA
(in Hindi)
First published in India in 2017 by
Yogi Impressions LLP
1711, Centre 1, World Trade Centre,
Cuffe Parade, Mumbai 400 005, India.
Website: www.yogiimpressions.com

First Edition, May 2017

ISBN 978-93-82742-59-3

Printed at: Repro India Ltd., Mumbai

नोटः- पुस्तक में वर्णित औषधिक प्रयोग किसी वैद्य के निर्देशन में करें।

मेरी मातुश्री

श्रीमती मनोरमा पाण्डे के

श्री चरणों में सादर समर्पित

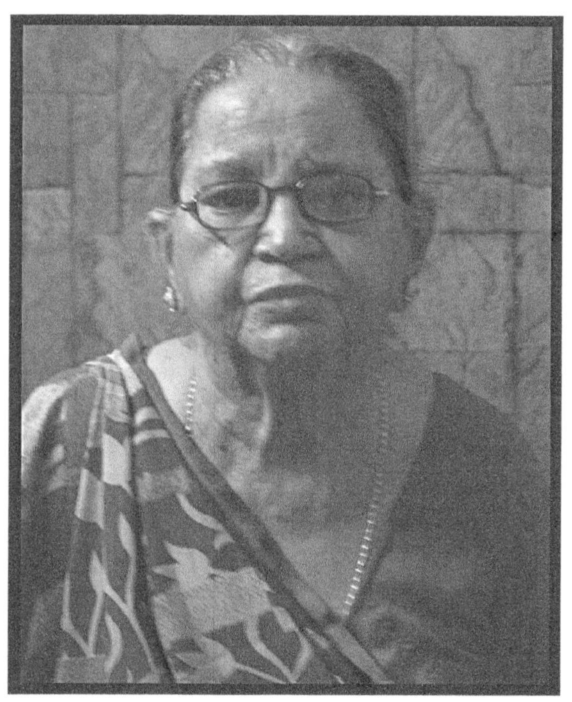

विषय सूची

दो शब्द

भारतीय संस्कृति में वृक्षों को देवता माना है। भारतवासी वृक्षों को देव समान पूजते हैं, उनका सम्मान करते है। उनमें से भी कुछ ऐसे वृक्ष होते हैं जो विशेष पूजनीय एवं महत्वपूर्ण होते हैं। जहाँ गीता में भगवान श्रीकृष्ण ने पीपल को स्वयं अपना रूप बताया है वहीं वटवृक्ष भी पुराणों में कम महत्व नहीं रखता है। अन्य दूसरे वृक्षों की तुलना में वटवृक्ष पीपल के समान ही विशेष पूजनीय एवं लोककल्याण का हेतु है। इस पुस्तक में वटवृक्ष की अनेक महानताओं एवं दिव्य गुणों का उल्लेख किया गया है इस विश्वास के साथ की इसमें समाहित की गई जानकारियाँ निश्चय ही पाठकों के ज्ञान में न केवल वृद्धि करेंगी बल्कि उनके लिये परम लाभदायक भी सिद्ध होंगी। मैं अपने उद्देश्य में कहाँ तक सफल हुआ – इसका आकलन तो विज्ञ पाठकगण ही कर सकेंगे।

इस पुस्तक में जो भी बातें लिखी गई हैं उनमें कहीं न कहीं अनेक साधू सन्तों, महात्माओं, बुजुर्गों एवं लोकअंचल में विद्यमान अनेक विद्वानों का अल्पाधिक सहयोग निहित है फिर भी मैं विशेष रूप से प्रो. (डॉ.) सी. एम. सोलंकी, प्रो. (डॉ.) व्ही. बी. दीवानजी, प्रो. (डॉ.) एस.आर. उपाध्याय, प्रो. (डॉ.) एम. एल. गंगवाल, श्री जी. पी. तिवारी, श्री शैलेषजी दवे (मुम्बई), बाबा बालकदासजी, स्व. नागेश्वर बाबा, स्व. श्री बसंत कुमारजी जोशी मेरे भाई श्री रमेश पाण्डे और श्री शरद पाण्डे (दादा), श्री अशोक सोकल, डॉ. प्रफुल्लजी दवे, श्री अर्जुन मिगलानी एवं स्व. श्री भालचंद्रजी उपाध्याय तथा और भी अनेक विद्वजनों का मैं अत्यंत आभारी हूँ।

इस पुस्तक को आपके समक्ष लाने के लिए मैं योगी इम्प्रेशन्स बुक्स प्रा. लि. का भी मैं विशेष आभार व्यक्त करता हूँ।

धन्यवाद
आपका ही
उमेश पाण्डे

319, म.गाँ. मार्ग, मल्हारगंज, इन्दौर-452002
मो.: 9200133979 E-mail: umesh.pande@yahoo.com

बरगद (वट)

विभिन्न नाम

हिन्दी – बरगद। संस्कृत – न्यग्रोध। पंजाबी – बूहड़। बंगला – बट। असमिया – बोर गाछ। मराठी – वड। गुजराती – वड। कन्नड़ – आलद मर। अरबी – जातुज्जवानिब। अंग्रेजी – Banayan Tree बनयान ट्री। लेटिन – फाइकस बेंगालेन्सिस (Ficus Benghalensis) यह वनस्पति जगत में मोरेसी (Moraceae) कुल का सदस्य है।

यह एक विराट वृक्ष है, जिसका तना अत्यंत दृढ़ तथा शाखायें खूब फैली होती हैं। इसकी जड़ें खास किस्म की होती हैं जिन्हें स्तम्भ मूल कहते हैं। ये जड़ें हवा में लटकती रहती हैं और जमीन पर पहुँच कर व्यास में फैलकर पेड़ के तने का रूप ले लेती हैं। यही इसकी खास पहचान है।

इसका विशाल एवं दृढ़ स्तम्भ हल्के भूरे वर्ण का होता है। इस पर लगी हुई शाखायें भी कठोर एवं वजनदार होती हैं। इन्हीं शाखाओं में से नीचे की ओर स्तम्भ मूलें निकलती हैं। ये मूलें भी अत्यंत मजबूत होती हैं। जब ये मूलें जमीन तक पहुँच जाती हैं, तब जमीन में धँसकर शनैः – शनैः मोटी होती हैं तथा कालान्तर में स्तम्भ की भांति ही दिखाई देने लगती हैं। पत्तियां साधारण प्रकार की, मोटी, सलंग किनोर वाली तथा गोल शीर्ष वाली होती हैं। इनके वृन्त छोटे होते हैं। जब इन पत्तियों को तोड़ा जाता है, तब उसमें से दूध निकलता है विज्ञान की भाषा में इसे लेटेक्स (Latex) कहते हैं।

शाखाओं पर ही इसके पुष्प लगते हैं जो कि उदुम्बरक प्रकार के होते हैं तथा कोटों के निषेचन करने से वे ही फल में बदल जाते हैं। इस के फल भी घुण्डी अथवा सामान्य लाल बेर के आकार के होते हैं – वे आसानी से फूट-टूट जाते हैं तथा उनमें बीज निकलते हैं। वट के बीज अपने आपमें विलक्षण होते हैं। ये सूक्ष्म होते हैं। यह बीज

एक विशाल महान वृक्ष को जन्म देने में सक्षम होते हैं। इन फलों को चिड़िया बड़े चाव से खाती हैं। बरगद की जड़ें काफी मजबूत होती हैं। ये जमीन में अंदर की ओर धँसी होती हैं तथा जमीन के भीतर एक घना जाल बना देती हैं।

आयुर्वेद के मतानुसार इस वृक्ष के सभी हिस्से मधुर, शीतल, आंतों का संकोचन करने वाले, कफ, पित्त तथा वृणों को नष्ट करने वाले तथा वमन, ज्वर, योनिदोष, मूर्च्छा और विसर्प में लाभदायक हैं, इसके नवीन पत्ते गलित कुष्ठ में फायदा पहुँचाते हैं। इसका दूध वेदनानाशक तथा वृणरोपक होता है, इसके सूखे पत्ते पसीना लाने वाले और कोमल पत्ते कफनाशक होते हैं। इसकी छाल स्तम्भक होती है। यूनानी मतानुसार वट सर्द और खुश्क होता है। इसका दूधिया रस कामोदीपक, पौष्टिक, फोड़े को पकाने वाला, सूजन को दूर करने वाला और सुजाक में लाभदायक होता है।

इसकी जड़ रक्तस्त्रावरोधक, कामोदीपक तथा सुजाक, उपदेश, पित्तविकार, रक्तातिसार तथा यकृत की सूजन में लाभदायक होती है। इसके पत्ते घावों को अच्छा करने वाले और पित्तविकार में लाभ दायक होते हैं –

खजाइनुल अदविया के मतानुसार बड़ काबिज होता है तथा यह पित्त एवं कफ के दोषों के साथ-साथ फोड़े फुन्सियों को भी साफ करता है तथा शरीर में रक्त शोधन करता है। इसकी नवीन कोपलें वायु को बिखेरती हैं अर्थात् वातपीड़ा में उपकार करती हैं।

वटवृक्ष की कुछ विशेषताएँ

वटवृक्ष पीपल की भाँति ही एक महान वृक्ष है। जहाँ पीपल वृक्षों का राजा है तो वट भी उससे कुछ कम नहीं। कम से कम इसे वृक्षों का मंत्री कह सकते हैं। कई मायनों में यह पीपल से भी इक्कीसा है। वटवृक्ष की अनेक विशेषताओं को देखते हुए ही इसे भारत वर्ष का राष्ट्रीय वृक्ष कहा जाता है। यह बंग्लादेश का भी राष्ट्रीय वृक्ष है। वटवृक्ष की कुछ खास विशेषताएँ निम्न हैं:

1. अंजीर अर्थात् 'उदुम्बर' की श्रेणी में आनेवाला यह वृक्ष विशालतम होता है – इसीलिये इसे "उदुम्बरकों का राजा" (king of figs) कहते हैं।

2. यह कभी भी भूमि पर सीधा जन्म नहीं लेता है। यह या तो दीवारों पर, छतों की मुँडेरों पर अथवा किसी अन्य वृक्ष पर उपरिरोही (Epiphytic plant) के बतौर पनपता है। इसके बीज दीवारों की दरारों में अथवा किसी भी वृक्ष पर पहुँचने पर वृद्धि को प्राप्त होते हैं।

3. इसके बीजों का प्रसारण पक्षियों के माध्यम से होता है। वे ही इसके बीज युक्त 'उदुम्बरक' को यहाँ-वहाँ ले जाते हैं तथा उपयुक्त दशाओं को प्राप्त करने के पश्चात वे बीज अंकुरित होते हैं।

4. इसका स्तम्भ और इसकी शाखाएँ दोनों ही बहुत भारी होते हैं। न केवल वे वजनदार होते हैं बल्कि काफी ताकतवार भी होते हैं।

5. इसकी शाखाओं से नीचे की ओर जटाकार जड़ें निकलती हैं उन्हें जटामूल (Prop roots) कहते हैं। ये जड़ें जमीन तक जाकर जमीन में प्रवेश कर जाती हैं तथा जमीन में प्रवेश करने के पश्चात् शनैः शनैः मोटी एवं ताकतवर होती जाती हैं। कालान्तर में ये स्तम्भ

के समान ही हो जाती हैं। ऐसी कई मूलों के बनने के कारण काफी विशाल एवं फैले हुए वटवृक्षों में मूल स्तम्भ पहचानना सभी कठिन हो जाता है। विशाल एवं पर्याप्त फैला हुआ वटवृक्ष अत्यंत सुंदर दिखाई देता है।

6. वटवृक्ष अधिकतम 100 फीट तक ऊँचा होता है किन्तु फैलने में इसकी कोई सीमा नहीं होती। कलकत्ता का विशाल वटवृक्ष इसके फैलने का अप्रतिम उदहारण है।

7. इसके पत्ते मोटे, लैदरी, चमकदार होते हैं जिनको तोड़ने पर दूध के समान द्रव (Latex) निकलता है। यह लैटेक्स अन्य दूध वाले वृक्षों की तुलना में अधिक होता है।

8. इस वृक्ष पर 400 जातियों के जीव आश्रय लेते हैं जिनकी संख्या करोड़ों में होती है।

9. इसके द्वारा उत्सर्जित आक्सीजन की मात्रा अन्य वक्षों की तुलना में अधिक होती है।

10. वटवृक्ष की जड़ें जमीन में गहरी जाकर काफी फैलती हैं – इतने विशाल वृक्ष को सम्भालने के लिये जरूरी भी है इसकी जड़ें जो जमीन के भीतर होती हैं वे भी स्तम्भ की भाँति काफी प्रबल होती हैं।

11. वटवृक्ष की छाया काफी घनी एवं शीतल होती है।

12. अन्य वृक्षों की तुलना में वटवृक्ष के द्वारा कार्बन डाय ऑक्साइड का अवशोषण ज्यादा होता है। इस प्रकार यह वृक्ष वातावरण में से कार्बनडाय ऑक्साईड को न्यून कर ग्रीन हाऊस प्रभाव को भी कम करने में सहायक होता है।

13. वटवृक्ष की अधिकतम आयु अज्ञात है फिर भी यह सैकड़ों वर्षों तक जीवित रहता है, बना रहता है।

14. इसकी वायुवीय जड़ें कालान्तर में स्तम्भरूप धारण कर वैसी ही हो जाती हैं।

वटवृक्ष के पौराणिक महत्व

धार्मिक दृष्टि से पीपल और वटवृक्ष का सर्वाधिक महत्व है, यही कारण है कि अधिकांश मंदिरों के प्रांगण में आपको पीपल अथवा बरगद का वृक्ष अवश्य ही मिल जायेगा। यह वृक्ष बड़ा होने पर विशाल आकार का हो जाता है, इसलिये प्रायः इसका रोपण घरों में नही किया जाता। ग्प्रमीण क्षेत्रों में यह वृक्ष बहुतायत में देखा जा सकता है। ग्रामीण क्षेत्रों में जिनके पास जमीन पर्याप्त मात्रा में होती है, वहाँ वटवृक्ष देखा जा सकता है। चूँकि वटवृक्ष अत्यधिक विशाल होता है, इसलिये अनेक व्यक्ति पर्याप्त जमीन होने के बाद भी इस वृक्ष का रोपण एवं पालन अपने घरों की सीमा में नही करना चाहते। सड़क किनारे एवं खुले स्थानों पर इस वृक्ष को देखा जा सकता है। मंदिरों में तो पीपल के साथ – साथ बरगद के वृक्ष भी अवश्य ही देखने में आते हैं।

पीपल की भाँति वटवृक्ष के भी अनेक पौराणिक वृत्तांत एवं महत्व हैं जिसमें से कुछ को नीचे लिखा जा रहा है:

1. कहा जा है कि इस वृक्ष की छाया में 24 घण्टों में एक बार समस्त देवी-देवता विश्राम करने के लिये आते हैं। इसलिये इस वृक्ष के समक्ष जो भी कामना की जाती है, उन्हीं के दिव्य आशीर्वाद के परिणामस्वरूप पूर्ण होती है।

2. यह वृक्ष ब्रह्माजी का प्रतिबिम्ब स्वरूप है तथा वटवृक्ष ब्रह्माजी की सृष्टि का द्योतक है – ऐसा पुराणों में कहा गया है।

3. इसकी मूल ऊपर से नीचे की ओर वृद्धि करती हैं। ज्ञान गंगा का यही आधार है, वेदों का यह मूल सिद्धान्त है – इसलिये हमारे पौराणिक ग्रंथों में वटवृक्ष के संबंध में कहा गया है कि वटवृक्ष को जानने वाला, समझने वाला एक वेदों को जानने वाले मनुष्य के बराबर है।

4. शिव पुराण में कहा गया है कि शिवजी जैसे महान योगी भी वटवृक्ष के नीचे ध्यान लगाते हैं। वटवृक्ष के नीचे ध्यान लगाने से वह शीघ्र एवं प्रगाढ़ लगता है।

5. एक पौराणिक कथा के अनुसार वटवृक्ष को माँ अम्बा द्वारा पृथ्वी पर लाया गया। कथानक ये हैं कि अति प्राचीनकाल में एक विशाल वटवृक्ष सर्पराज वासुकि के पाताल लोक में उपस्थित विशाल उद्यान में लगा हुआ था। एक बार माँ अम्बा के ध्यान में वह वृक्ष आया। उस विशाल वृक्ष की सुन्दरता तथा उसके आकार-प्रकार एवं आभामण्डल को देखकर माता ने उसे लोककल्याणार्थ धरती पर लाने का विचार किया। अपने विचार को मूर्तरूप देने के लिये वे पाताललोक पहुँची, जहाँ उन्होंने सर्पराज वासुकि को घायल कर वटवृक्ष को उस उद्यान से निकाल कर पृथ्वी पर लाने में सफलता प्राप्त की । माता अम्बा के द्वारा पृथ्वी पर लाये गये इस वृक्ष में उन्हीं के प्रभाव से और भी दिव्यता आ गई। इस प्रकार यह वृक्ष समस्त मनुष्य जाति ही नहीं, अनेकानेक जीवों के लिये महान कल्याणकारी अस्तित्व बनाये हुए है। इस अकेले वृक्ष पर 400 से अधिक जातियों के करोड़ों जीव अपना प्रश्रय पाते हैं।

6. पुराणों में एक प्रसंग सावित्री नामक एक पतिव्रता नारी का भी आता है। कथा यूँ है कि सावित्री एक महान पतिव्रता नारी थी। उसका विवाह हुए एक वर्ष भी मुश्किल से हुआ था कि एक दिन एक वटवृक्ष के नीचे उसके पति का अचानक निधन हो गया। सावित्री इस अचानक हुई घटना से अत्यंत ही खिन्न तथा व्याकुल हो उठी। उसने उसी समय वटवृक्ष के नीचे ही उसकी पूजा अर्चना कर ध्यान लगाकर यमराज को झुकने पर मजबूर कर दिया जिसके कारण यमराज ने सावित्री के पति के प्राणों को लौटा दिया। इस प्रकार सावित्री पुनः सौभाग्यवती हो गई इस पौराणिक वृत्तांत के आधार पर भारतीय स्त्रियाँ आज भी वट चौदस व्रत करती हैं। इस व्रत वाले दिन सधवा स्त्रियाँ वट की पूजा-अर्चना करती हैं। इसके चारों और सूती धागा लपेटती हैं तथा इसकी परिक्रमा कर अपने अखण्ड सौभाग्य एवं स्वयं एंव स्वयं के पति के स्वास्थ्य –

आयुष्य आदि की कामना करती है। उनका ऐसा विश्वास है कि वट के इस पूजन से उनका पति सुरक्षित रहता है तथा जन्म जन्मान्तर तक उन्हें वही पति प्राप्त होता है।

7. पुराणों में वटवृक्ष को कल्पवृक्ष की संज्ञा दी गई है। कहा गया है कि यह सपूर्ण कामनाओं की पूर्ति करने वाला महान वृक्ष है।

8. हमारे धार्मिक ग्रंथों में कहा गया है कि वटवृक्ष एक ऐसा महान वृक्ष है जिसका अस्तित्व प्रलय से प्रलय तक होता है इसीलिये इसे 'अक्षय वृक्ष' भी कहते हैं। इलाहाबाद में अवस्थित अति प्रचीन वटवृक्ष 'अक्षयवट' के नाम से जाना जाता है। इसे तीर्थराज प्रयाग का छत्र भी कहते हैं।

9. साधुओं के परमप्रिय शिवलिंग प्रायः वटवृक्ष के नीचे स्थापित किये जाते हैं। पौराणिक मान्यता है कि इससे वे परम जाग्रत रहते हैं। दक्षिण भारत में स्थित दक्षिणाभिमुख शिव मंदिर बरगद के नीचे है।

10. वटवृक्ष एक ऐसा विशाल वृक्ष है जिसकी जड़ें उसकी शाखाओं से जमीन की दिशा में वृद्धि करती है। इस प्रकार अंतरिक्ष में धरती की ओर ब्रह्मा, विष्णु तथा महेश, इन तीनों देवताओं का अस्तित्व होता है, तदनुसार इसकी छाल या कवच विष्णु स्वरूप है, इसकी जड़ें ब्रह्मा को दर्शाती हैं, जबकि इसकी शाखायें शिवस्वरूप हैं। एक अन्य हिन्दू सिद्धान्त के अनुसार प्रत्येक रविवार को वटवृक्ष में लक्ष्मी का पदार्पण होता है तथा इस वृक्ष में कुबेर भी सदैव निवास करते हैं। इस वृक्ष के नीचे ही भगवान विष्णु का जन्म हुआ था, इसी वृक्ष की प्रार्थना के परिणामस्वरूप विश्वामित्र की माता ने उन्हें जन्म दिया था।

11. विष्णु महापुराण के अनुसार प्रलय के समय जबकि समस्त पृथ्वी जलमग्न हो चुकी थी उस समय भगवान विष्णु बड़ के एक पत्र पर विराजमान हुए थे। मार्कण्डेय ऋषि ने भगवान विष्णु के इस अवस्था में दर्शन किये थे।

12. भागवत के अनुसार श्रीकृष्ण भगवान का शयन वटपत्रों पर माना जाता है।

13. भारतीय प्राचीन ग्रंथों में ज्येष्ठमास के कृष्ण पक्ष की अमावस्या को महिलाओं द्वारा वटवृक्ष को पूजे जाने का विधान है। पौराणिक मान्यता है कि महिलाओं द्वारा वटवृक्ष के इस पूजन से उन्हें सौभाग्य, धन एवं सुख शांति की प्राप्ति होती है।
14. वटवृक्ष के पौराणिक महत्वों को देखते हुए भारतीय गाँवों में नर-नारी नित्य वटवृक्ष की पूजा अर्चना कर अपने कल्याण की कामना करते हैं।

जिस प्रकार वटवृक्ष की पौराणिक मान्यताएँ हैं एवं उनके आधार पर इस वृक्ष का भारत में एक विशिष्ट सम्मान है किन्तु भारत ही नहीं बल्कि एशियाई देशों में भी इस वृक्ष की वही प्रतिष्ठा है –

उदाहरण के तौर पर:-

अ. हाँगकाँग में टिन हाऊ मंदिर (Tin Hau Temple) के पास लैम सुएन (Lam Tsuen) में वटवृक्ष को पूजा जाता है।

ब. फिलिपीन्स के लोग वटवृक्ष को एकमहान एवं पूजनीय वृक्ष मानते हैं। उनकी मान्यता है कि बड़ को पूजने से न केवल धन-सम्मान आदि की प्राप्ति होती है बल्कि उससे शांति मिलती है तथा पूजन करने वाले का सर्वार्थ कल्याण होता है।

स. फिलिपीन्स के लोगों की ये मान्यता भी है कि वटवृक्ष में अनेक दिव्य आत्माओं का वास होता है। वहाँ के लोग इसे "बेलाइट" (Balite) कहते हैं। उनका मानना है कि वटवृक्ष के पूजन से वे सभी आत्माएँ पूजक का सर्वार्थ कल्याण करती हैं।

द. अनेक एशियाई देशों में ये मान्यता है कि वटवृक्ष एक दिव्य वृक्ष है – इसमें अनेक दिव्य आत्माएँ एवं शक्तियाँ विराजमान रहती हैं – अतः इसे कभी अंगुलि भी नहीं दिखानी चाहिये वर्ना इसमें उपस्थित दिव्य आत्माएँ ऐसा करने वाले का अनिष्ट कर देती हैं। इसीलिये वे वटवृक्ष को कभी भी अंगुलि नहीं दिखाते।

इस प्रकार वटवृक्ष की महानता पौराणिक एवं सांसारिक मान्यताओं के आधार पर स्पष्ट होती है यह बात संदेह से परे है।

हिन्दुस्तान के कुछ प्रसिद्ध वट तीर्थ

भारत में अनेक सुप्रसिद्ध तीर्थ स्थल हैं। उन्हीं तीर्थों में से कुछ ऐसे भी हैं जो कि 'वटवृक्ष' के कारण प्रसिद्ध हैं। ऐसे ही कुछ तीर्थों का नीचे वर्णन किया जा रहा है।

सिद्धवट उज्जैन

उज्जैन जो कि प्राचीन काल में अवंतिका नाम से विख्यात था कालान्तर में उज्जयिनी और वर्तमान में उज्जैन नाम से विख्यात है। बारह ज्योतिर्लिंगो में से एक "महाकालेश्वर ज्योतिर्लिंग" के कारण यह विश्व प्रसिद्ध तीर्थ है। प्राचीनकाल में काल की गणना यहीं से की जाती थी। उज्जैन को पृथ्वी का केन्द्र माना जाता है। उज्जैन इन्दौर नामक सुप्रसिद्ध शहर से मात्र 55 कि.मी. की दूरी पर स्थित है। यहाँ पुराण प्रसिद्ध क्षिप्रा नदी भी है। इसी क्षिप्रा के तट पर उज्जैन में एक वटतीर्थ भी है जो कि "सिद्धवट" नाम से जाना जाता है। यहाँ पर एक अति प्राचीन वटवृक्ष है जो कि सैकड़ों वर्षों से पूजा जाता है। कहा जाता है कि इस वटवृक्ष को पूजने वाला नरकगामी नहीं होता। इसीलिये इसी स्थान पर मृतात्माओं की मोक्ष प्राप्ति हेतु 'पिण्डदान' कर्म भी किया जाता है। कहते हैं कि प्राचीनकाल से इस वृक्ष का पूजन किया जाता रहा है – इसी को देखते हुए अँग्रेजों के जमाने में इस वृक्ष को काट दिया गया ताकि वह जड़मूल से समाप्त हो जावे तथा पुन पनपे नहीं। फिर भी लोग उस स्थान पर आकर पूजा अर्चना करते थे। कालान्तर में ये हुआ कि लोहे के उस ढक्कन को फोड़कर वटवृक्ष पुनः प्रस्फुटित हो गया और आज भी हराभरा है तथा जन सामान्य लोगों की श्रृद्धा का केन्द्र है। प्रतिदिन सैकड़ों व्यक्ति इस सिद्धवट के दर्शन करने हेतु आते हैं।

"सिद्धवट" के दर्शन करने मात्र से अधोलिखित लाभ होते हैं, ऐसा सभी का विश्वास हैं:

1. इसके दर्शन करने मात्र से संबंधित व्यक्ति नरकगामी नहीं होता तथा मृत्योपरान्त उसका मोक्ष हो जाता है।
2. जो व्यक्ति अपने घर के किसी भी व्यक्ति का पिण्डदान इस स्थान पर आकर करता है – उसको मोक्ष प्राप्त होता है।
3. जो व्यक्ति इस स्थान पर आकर वटवृक्ष के दर्शन करता है तथा यथा शक्ति दान करता है उसकी तीन पीढ़ियो का उद्धार हो जाता हैं।
4. सिद्धवट के दर्शन करने से व्यक्ति की मनोकामनाएँ पूर्ण होती हैं।
5. जो भी व्यक्ति संतान प्राप्ति की इच्छा से सपत्नीक सिद्धवट पर आता है तथा 'वट' के दर्शन कर संतान प्राप्ति हेतु प्रार्थना करता है उसकी इच्छा पूर्ण होती है – शीघ्र ही उसके घर बच्चों की किलकारियाँ गूँजने लगती हैं।
6. सिद्धवट के दर्शन – पूजन एवं इस स्थान पर माथा टेकने वाले की अकालमृत्यु नहीं होती।
7. किसी पशुपालक के द्वारा सिद्धवट पर दर्शन पूजन करने से उसके मृतपशुओं का उद्धार हो जाता है तथा उस स्वयं को गोदान के बराबर पुण्य की प्राप्ति होती है।
8. सिद्धवट के दर्शन पूजन करने से मानसिक शांति प्राप्त होती है। सिद्ध वट के दर्शन करने से संबंधित व्यक्ति की बरकत में वृद्धि होती है।
9. सिद्धवट के दर्शन करने वाले पर किसी भी प्रकार की घात नहीं होती – प्रभुकृपा से वह सुरक्षित रहता है।

अक्षय वट – इलाहाबाद

उत्तर प्रदेश का सुप्रसिद्ध शहर है इलाहाबाद जो कि अति-प्राचीनकाल से प्रयागतीर्थ नाम से प्रसिद्ध है। इलाहाबाद में कुँभ का मेला भरता है साथ ही यहाँ पर यमुना-गंगा एवं सरस्वती नदी का संगम है। इन नदियों के संगम के कारण यह स्थान विश्व प्रसिद्ध है। यहाँ पर गंगा तथा यमुना नदियाँ तो प्रत्यक्ष दिखाई देती हैं जबकि सरस्वती लुप्त है। गंगा तथा यमुना नदियों का संगम जिस स्थान पर होता है

वहाँ देखने पर दोनों ही नदियों का जल पृथक-पृथक वर्ण का स्पष्ट दिखाई देता है। संगम क्षेत्र में ही अनेक मंदिर हैं जिसमें से एक मंदिर लेटे हुए हुनमानजी का है। इस मंदिर का गर्भगृह गड्ढे जैसा है तथा जिसमें श्री हनुमान जी की एक विशाल प्रतिमा लेटी हुई मुद्रा में है, यह स्थान परमसिद्ध स्थान है।

इसी संगम के तटीय क्षेत्र में एक विशाल प्राचीन किला है तथा यहीं पर अक्षय वट है। अक्षय वट के संबंध में कहा जाता है कि यह वृक्ष अतिप्राचीन काल से यहाँ पर है तथा इसका संबंध उज्जयिनी से सिद्ध वट तथा गया के विशाल बोधि वृक्ष से भी है। कहा जाता है कि समय – समय पर यहाँ अनेक उथल पुथल होने के बावजूद भी यह वटवृक्ष अपना अस्तित्व आज तक बनाये हुए है। अक्षय वट के दर्शनमात्र से अनेकानेक लाभ बताये गए हैं। अक्षयवट के दर्शनमात्र से अधोलिखित लाभ होते हैं:

1. इसके दर्शन से कोटि-कोटि पापों का नाश होता है।
2. इसके दर्शन करने से अकाल मृत्यु नहीं होती।
3. इसके दर्शन करने वाले को मृत्योपरान्त मोक्ष प्राप्त होता है।
4. इसके दर्शन करने से संबंधित व्यक्ति को धनाभाव नहीं देखना पड़ता।
5. इसके दर्शन से दर्शनकर्त्ता का सर्वार्थ कल्याण होता है।

शुकतीर्थ – मुजफ्फर नगर

मुजफ्फर नगर (उ.प्र.) से पूर्व में लगभग 24 कि.मी. दूर राष्ट्रीय मार्ग को छोड़कर भीतर की तरफ शुकतीर्थ है। यह गंगा नदी के तट पर अवस्थित है। यहाँ वटतीर्थ अत्यंत प्राचीन है किन्तु इसके वर्तमान स्वरूप का श्रेय मुख्यतः पंडित मदन मोहन मालवीय, स्वामी निम्बकाचार्य जी, श्री रामानुजाचार्य इत्यादि महान विभूतियों को जाता है जिनके अथक प्रयासों से इस तीर्थ का जीर्णोद्धार हुआ। इस स्थान पर एक विशाल वटवृक्ष है जिसके बारे में कहा जाता है कि वह 1000 वर्षों से भी पुराना है। यह भी कहा जाता है कि यह अक्षय वट है तथा इसका अस्तित्व

महाभारत काल से है – हालाकि इस कथन में कुछ संदेह है किन्तु यहाँ उपस्थित वटवृक्ष की प्राचीनता विवादरहित है। इसी वटवृक्ष के समीप ही शुकदेवजी का मंदिर या छत्री बनी है। यहीं पर राजा परीक्षित के चरण भी बने हैं। इसी स्थान पर शुकदेवजी ने राजा परीक्षित को उनके पापों के शमनार्थ श्रीमद्भागवदगीता सुनाई थी। इस स्थान पर जो वटवृक्ष है उसकी शाखाएँ ऐसी प्रतीत होती हैं मानो वे आशीर्वाद दे रही हों। इस तीर्थ पर वटवृक्ष के दर्शन करना, उसका पूजन करना समस्त मनोकामनाओं का पूर्ण करने वाला होता है। इस वटवृक्ष के दर्शन पूजनादि से अधोलिखित लाभ होते हैं:

1. व्यक्ति के कोटि-कोटि पापों का शमन होता है।
2. उस पर जीव हत्यादि के जो पाप होते हैं उनसे उस को मुक्ति मिलती है।
3. उस पर काल सर्प दोष प्रभावहीन रहता है।
4. उसके मान-सम्मान में वृद्धि होती है।
5. उसे धन एवं आरोग्य की प्राप्ति होती है।
6. उसके शत्रुओं का शमन होता है।
7. उसे पर्याप्त मानसिक शांति प्राप्त होती है।

पंचवटी तीर्थ नासिक

महाराष्ट्र में नासिक से थोड़ी ही दूरी पर स्थित है 'पंचवटी'। कहा जाता है कि यह वह स्थान है जहाँ बनवास के दौरान भगवान श्री राम सीताजी एवं लक्ष्मण जी के साथ ठहरे थे। इस स्थान पर सीता गुफा है उसी के पास में 5 वटवृक्ष विद्यमान हैं। पंचवटी का शाब्दिक अर्थ भी 5 वटवृक्षों से है। इस स्थान की इस प्रकार धार्मिक महत्ता है तथा भारतीय जनमानस की श्रृद्धा का केन्द्र भी यह स्थान है। पंचवटी के साथ-साथ इस स्थान पर अनेक मंदिर भी हैं जैसे कि कालाराम मंदिर, कपिलेश्वर मंदिर, सप्तश्रृंगी आश्रम आदि। इस स्थान पर आने तथा यहाँ कुछ समय तक विचरण करने मात्र से परम शांति प्राप्त होती है।

हिन्दूमास और वटवृक्ष पूजन

जैसा कि हमें विदित है कि हिन्दु कैलेण्डर के अनुसार एक वर्ष में 12 महीने होते हैं जो कि निम्नानुसार हैं:

1. चैत्र, 2. वैशाख, 3. ज्येष्ठ, 4. आषाढ़, 5. श्रावण, 6. भाद्रपद (भादौ), 7. अश्विन (क्वार), 8. कार्तिक, 9. मगसर (अगहन), 10. पौष, 11. माघ तथा 12. फाल्गुन।

बड़े बुजुर्गों का कथन है तथा हमारे प्राचीन ग्रंथों में भी इस बात के उल्लेख प्राप्त होते हैं कि इन सभी महीनों में वटवृक्ष में विभिन्न देवी-देवताओं और शक्तियों का वास होता है, तद्नुसार अलग-अलग मास में वटवृक्ष पर पृथक्-पृथक् पूजन करने का विधान है।

इस प्रकार प्रत्येक माह में अधोलिखित निर्देशानुसार वटवृक्ष का पूजन करने से अथवा उसके समक्ष अधोलिखित संस्कार करने से साधक का ही नहीं बल्कि उसके सम्पूर्ण परिवार का सर्वार्थ कल्याण होता है। नीचे कौन-कौन से महीनों में वटवृक्ष के समक्ष किन-किन संस्कारों को सम्पन्न करना चाहिये, इसे स्पष्ट किया जा रहा है:

चैत्र मास में किसी भी व्यक्ति को बरगद के समक्ष अधोलिखित संस्कार करने चाहिये:

1. वट को नित्य जलार्पित कर उसकी कम से कम 11 परिक्रमा करनी चाहिये।
2. वटवृक्ष पर श्वेत पुष्प अर्पित करने चाहिये।
3. वटवृक्ष के नीचे कर्पूर मिश्रित घी का दीपक एवं 2 अगरबत्तियाँ जलानी चाहिये व गूगल की धूनी भी दें।
4. उसके नीचे निम्न विष्णु स्तोत्र का कम से कम 5 बार पाठ करना चाहिए।

संकष्टनाशक विष्णु स्तोत्र

पुनर्दैत्यं समायात्तं दृष्टवा देवाः सवासवाः
भयेन कम्पिताः सर्वे विष्णुं स्तोत्रं प्रचक्रमुः ।।१।।

नमो मत्स्य कूर्मादि नाना स्वरूपैः सदा भक्तकार्योद्यतायार्ति हंत्रे
विधात्रादि सर्गस्थिति ध्वंसकर्त्रे गदा शंख पद्मारि हस्ताय तेऽस्तु ।।२।।

रमा वल्लभायासुराणां निहन्त्रे भुजंगारि यानाय पीताम्बराय
मखादि क्रिया पाक कर्त्रे विकर्त्रे शरण्याय तस्मै नताः स्मो नतास्मः ।।३।।

नमो दैत्यं संतापितामर्त्य दुःखा चल ध्वंसदंभोलये विष्णवे ते
भुजंगेश तल्पेशयायार्क चंन्द्रद्विनेत्राय तस्मै नताः स्मो नतास्मः ।।४।।

संकष्ट नाशनं नाम स्तोत्रमेतत्पठेन्नरः
स कदाचिन्न संकष्टैः पीड्यते कृपया हरेः ।।५।।

वैशाख मास में प्रतिदिन वटवृक्ष के नीचे निम्नांकित संस्कार सम्पन्न करने से प्रयोगकर्ता अत्यंत लाभन्वित होता है:

1. जल में अल्पमात्रा में गंगाजल एवं दुग्ध मिलाकर वटवृक्ष को अर्पित करें।
2. वटवृक्ष के नीचे अल्पमात्रा में खॉड बिखेरें।
3. वट पर पीले पुष्प चढ़ायें।
4. वट की 11 परिक्रमा करें तथा उसके नीचे अल्पमात्रा में कपूर व वहाँ अगरबत्ती भी जलावें।
5. वट के नीचे गायत्री मंत्र की तीन माला नित्य जपें।

गायत्री मंत्र है:

"ॐ भूर्भुवः स्वः तत्सविर्तुवरेण्यम्,
भर्गो देवस्य धीमहि धियो योनः प्रचोदयात्"

ज्येष्ठ मास में नित्य वटवृक्ष के नीचे निम्नांकित संस्कार करने चाहिये:

1. वटवृक्ष पर जलापर्ण कर थोड़ा सा शहद भी चढ़ाना चाहिये अथवा जल में शहद मिलाकर चढ़ावें।
2. वृक्ष के नीचे सरसों के तेल का दीपक लगाना चाहिये। जिसमें इलायची के 2 दाने हों।
3. कोई भी 2 रंगों के पुष्प वट पर अर्पित करना चाहिये। पुष्प ताजे हों।
4. उसके नीचे 2 अगरबत्तियाँ जलावें एवं निम्नांकित नवग्रह स्तोत्र का पाठ करें:

।। नवग्रह स्तोत्र ।।

ॐ शिरो मे पातु मार्त्तण्डः कपालं रोहिणीपतिः ।
मुखमंगारक पातु कण्ठं च शशिनन्दनः ।।१।।

बुद्धिं जीवः सदा पातु हृदयं भृगुनन्दन ।
जठरं च शनिः पातु जिव्हां मे दितिनन्दन ।।२।।

पादौ केतुः सदा पातु वाराः वर्सांगमेव च ।
तिथयोऽष्टौ दिशः पातु न क्षत्राणि वपुः सदा ।।३।।

अंशौ राशिः सदा पातु योगश्च स्थैर्यमेव च ।

।। फलश्रुति ।।

सुचिरायुः सुखी पुत्री युद्धे च विजयी भवेत् ।
रोगात् प्रमुच्यते रोगी बन्धो मुच्यते रोगी बन्धनात् ।

श्रियं च लभते नित्यमरिष्टिस्तस्य न जायते ।
यः करे धारनयेत्रित्यं तस्य रिष्टिर्न जायते ।।२।।

पठनात् कवचस्यास्य सर्वं पापात् प्रमुच्यते ।
मृतवत्सां च या नारी काकवन्ध्या च या भवेत् ।।३।।

आषाढ़ मास पर्यन्तः प्रतिदिन किसी भी व्यक्ति को बरगद के नीचे निम्नांकित संस्कार सम्पन्न करने चाहियेः-

1. जल कें कुछ तिल मिलाकर वट को अर्पित करने चाहिये।
2. लाल रंग के पुष्पों को अर्पित करना चाहिये।
3. उसकी 11 परिक्रमाएं नित्य करनी चाहिये।
4. उसके नीचे सरसों के तेल का अथवा तिल के तेल का दीपक जलाना चाहिये व अगरबत्तियाँ भी लगावें।
5. उसके नीचे अपने इष्ट मंत्रों का जप करना चाहिये अथवा निम्न मंत्र की कम से कम 3 माला जपनी चाहियेः-
   ''ॐ श्री वटवृक्षाय सर्व संकट मोचनाय नमः''

श्रावण मास में नियमित वट के नीचे अधोलिखित संस्कार करने से संबंधित व्यक्ति का सर्वार्थकल्याण होता हैः

1. जल के साथ-साथ बिल्वपत्र भी वटवृक्ष को अर्पित करना चाहिये।
2. बरगद के नीचे मिष्ठान चढ़ाना चाहिये अथवा थोड़ा सा गुड़ अर्पित करें।
3. आटे का दीपक बनाकर उसमें कपूर मिश्रित घी भरकर उसके नीचे लगाना चाहिये।
4. निम्नांकित शिव पंचाक्षर स्तोत्रम् का पाठ वट के नीचे करना चाहियेः

।। शिवपञ्चाक्षर स्तोत्रम् ।।

नागेन्द्रहाराय त्रिलोचनाय
भस्मांङ्रागाय महेश्वराय ।।
नित्याय शुद्धाय दिगम्बराय
तस्मै न काराय नमः शिवाय ।।१।।

मंदाकिनीसलिलचंदनचर्चिताय
नन्दीश्वरप्रमथनाथमहेश्वराय ।।.
मंदारपुष्पबहुपुष्पसुपूजियात
तस्मै म काराय नमः शिवाय ।।२।।

शिवाय गौरीवदनाब्जवृन्द
सूर्याय दक्षाध्वरनाशकाय ।।
श्रीनीलकंठाय वृषध्वजाय
तस्मै शि काराय नमः शिवाय ।।३।।

वसिष्ठकुम्भोभ्दव गौतमार्य
मुनीन्द्र देवाविर्चतशेखराय ।
चन्द्रार्कवैश्वनरलोचनाय
तस्मै व काराय नमः शिवाय ।।४।।

यक्षस्वरूपाय जटाधराय
पिनाकहस्ताय सनातनाय ।।
दिव्याय देवाय दिगम्बराय
तस्मै य काराय नमः शिवाय ।।५।।

पञ्चाक्षरमिदं पुण्यं यः पठेच्छिवसन्निधौ ।
शिवलोकमवाप्नोति शिवेन सह मोदते ।।६।।

भाद्रपद मास में प्रतिदिन किसी भी व्यक्ति को स्वयं के उपकारार्थ निम्नलिखित संस्कारों को सम्पन्न करना चाहियेः

1. जल में एक चुटकी भर कुमकुम एवं हल्दी वटवृक्ष पर अर्पित करना चाहिये तथा उसकी परिक्रमा भी करनी चाहिये।
2. बरगद पर पीले फूल चढ़ाने चाहिये। पुष्प ताजे हों।
3. वट के नीचे अल्पकालिक विश्राम करना चाहिये।
4. बरगद के नीचे 2 अगरबत्ती जलाकर, गूगल की धूनी भी देनी चाहिए।
5. निम्न स्तोत्र का पाठ नित्य वटवृक्ष के नीचे करना चाहिये।

षष्ठी देवि स्तोत्रम्

स्तोत्रं श्रृणु मुनिश्रेष्ठ सर्वकायशुभावहं।
वाञ्छाप्रदश्च सर्वेषां गूढं वेदेषु नारदः।
नमो देव्यै-महादेव्यै सिद्धयै शान्त्यै नमो नमः।
शुभायै देवसेनायै षष्ठ्यै देव्यै नमो नमः।
वरदायै पुत्रदायै धनदायै नमो नमः।
सुखदायै मोक्षदायै षष्ठ्यै देव्यै नमो नमः।
षष्ठ्यै षष्ठ्यांशरूपायै सिद्धायै च नमो नमः।
भार्यायै सिद्ध योगिन्यै षष्ठीदेव्यै नमो नमः।
सारायै शारदायै च परा देव्यै नमो नमः।
बालाधिष्ठातृ देव्यै च षष्ठ्यै देव्यै नमो नमः।
कल्याणदायै कल्याण्यै फलदायै च कर्मणाम।
प्रत्यक्षार्य स्वभक्तानां षष्ठ्यै देव्यै नमो नमः।
पूज्यायै स्कन्दकान्तायै सर्वेषां सर्वकर्मसु।
देवरक्षणकारिण्यै षष्ठीदेव्यै नमो नमः।
सिद्धसत्व स्वरूपाये वन्दितायै नृणां सदा।
हिंसा क्रोध वर्जितायै षष्ठीदेव्यै नमो नमः।
धनं देहि प्रियं देहि पुत्र देहि सुरेश्वरी।
मानं देहि जयं देहि द्विषोजहि महेश्वरि।।
धर्म देहि यशो देहि षष्ठ्यै देव्यै नमो नमः।
देहि भूमिं प्रजां देहि विद्यां देहि सुपूजिते।।
कल्याणं च जयं देहि षष्ठ्यै देव्यै नमो नमः।
इति देवी च संस्तूय लेभे पुत्रं प्रियव्रतः।
यशस्विनं च राजेन्द्रः षष्ठी देव्याः प्रसादतः।
षष्ठी स्तोत्र मिदं ब्रम्हन् यः श्रृणोति तु वत्सरं।।
अपुत्रो लभते पुत्रं वरं सुचिरजीवनम्।
वर्ष मेकं च यो भक्त्या संपूज्येदं श्रृणोति च।।
सर्वपापाद् विनिर्मुक्तो महाबन्ध्या प्रसूयते।
वीरपुत्रं च गुणिनं विद्यावन्तं यशस्विनं।।
सुचिरायुष्यवन्तं च सूते देवी प्रसादतः।

काकवन्ध्या च या नारी मृतवत्सा च या भवेत्।।
वर्ष श्रुत्वा लभेत पुत्रं षष्ठी देवी प्रसादतः।
रोगयुक्ते च काले च पिता माता श्रृणोति चेत्।।
मासेन मुच्यते बालः षष्ठी देव्याः प्रसादतः।

क्वार के महीने में नियमित रूप से वटवृक्ष के नीचे निम्नांकित संस्कार करना परम शुभकारी होता हैं:-

1. जल में अल्पमात्रा में काले तिल मिलाकर वटवृक्ष को अर्पित करना चाहिये।
2. लाल रंग के पुष्पों को बरगद के वृक्ष पर चढ़ाना चाहिये।
3. वटवृक्ष के नीचे अल्प समय तक नित्य विश्राम करना चाहिये।
4. बरगद के नीचे अल्प मात्रा में कर्पूर एवं धूनी की राल का धूम्र करना चाहिये।
5. निम्न मंत्र की 3 माला का जाप नित्य वटवृक्ष के नीचे करनी चाहिये। यह कार्य केवल पितृपक्ष में करें:
   ''ॐ पितृ देवताभ्यो नमः''

सम्पूर्ण कार्तिक मास पर्यन्तः पीपल वृक्ष के नीचे निम्नलिखित संस्कार करने से अत्यधिक लाभ होता है:

1. जल में अल्पमात्रा में अष्टगंध मिलाकर बरगद को अर्पित करना चाहिये।
2. वटवृक्ष के नीचे सरसों के तेल का दीपक लगाना चाहिये।
3. वटवृक्ष के नीचे अल्पाधिक मिष्ठान एवं सूखे मेवे अर्पित करना चाहिये।
4. बरगद को नीचे अथवा लाल पुष्प अर्पित करने चाहिये। यदि नीलकमल अथवा लाल कमल हो तो अतिउत्तम।
5. वटवृक्ष के नीचे बैठकर श्री लक्ष्मी जी के निम्नांकित स्तोत्र का वाचन करना चाहिये:

लक्ष्मीस्तोत्रम्

सिंहासनगतः शक्रस्सम्प्राप्य त्रिदिवं पुनः ।
देवराज्ये स्थितो देवीं तुष्टावाब्जकरां ततः ।।१।।

इन्द्र उवाच

नमस्ये सर्वलोकानां जननीमब्जसम्भवाम्।
श्रियमुन्निद्रपद्माक्षीं विष्णुवक्षःस्थलस्थिताम् ।।२।।

पद्मालयां पद्मकरां पद्मपत्रनिभेक्षणाम् ।
वन्दे पद्ममुखीं देवीं पद्मनाभप्रियामहम् ।।३।।

त्वं सिद्धिस्त्वं स्वधा स्वाहा सुधा त्वं लोकपावनी ।
सन्ध्या रात्रिः प्रभा भूतिर्मेधा श्रद्धा सरस्वती ।।४।।

यज्ञविद्या महाविद्या गुह्यविद्या च शोभने ।
आत्मविद्या च देवि त्वं विमुक्तिफलदायिनी ।।५।।

आन्वीक्षिकी त्रयी वार्ता दण्डनीतिस्त्वमेव च ।
सौम्यासौम्यैर्जगद्रूपैस्त्वयैत्तद्देवि पूरितम् ।।६।।

का त्वन्या त्वामृते देवि सर्वयज्ञमयं वपुः ।
अध्यास्ते देवदेवस्य योगिचिन्त्यं गदाभृतः ।।७।।

त्वया देवि परित्यक्तं सकलं भुवनत्रयाम् ।
विनष्टप्रायमभवत्त्वयेदानीं समेधितम् ।।८।।

दाराः पुत्रास्तथागारसुहृद्धान्यधनादिकम् ।
भवेत्येतन्महाभागे नित्यं त्वद्वीक्षणान्नृणाम् ।।९।।

शरीरारोग्यमैश्वर्यमरिपक्षक्षयः सुखम् ।
देवि त्वद्दृष्टिदृष्टानां पुरुषाणां न दुर्लभम् ।।१०।।

त्वं माता सर्वलोकानां देवदेवो हरिः पिता ।
त्वैयतीद्विष्णुना चाम्ब जगद्व्याप्तं चराचरम् ।।११।।

मा नः कोशं तथा गोष्ठं मा गृह मा परिच्छदम् ।
मा शरीरं कलत्रं च त्यजेथाः सर्वपावनि ।।१२।।

मा पुत्रान्मा सुहृद्वर्गं मा पशून्मा विभूषणम् ।
त्यजेथा मम देवस्य विष्णोर्वक्षःस्थलालये ।।१३।।

सत्त्वेन सत्यशौचाभ्यां तथा शीलादिभिर्गुणैः ।
त्यज्यन्ते ते नराः सद्यः सन्त्यक्ता ये त्वयामले ।।१४।।

त्वया विलोकिताः सद्यः शीलाद्यैरखिलैर्गुणैः ।
कलैश्वर्यैश्च युज्यन्ते पुरुषा निर्गुणा अपि ।।१५।।

स श्लाघ्यः स गुणी धन्यः स कुलीनः स बुद्धिमान् ।
स शूरः स च विक्रान्तोयस्त्वया देवि वीक्षितः ।।१६।।

सद्यो वैगुण्यमायान्ति शीलाद्याः सकला गुणाः ।
पराङ्मुखी जगद्धात्री यस्य त्वं विष्णुवल्लभे ।।१७।।

न ते वर्णयितुं शक्ता गुणाञ्जिह्वापि वेधसः ।
प्रसीद देवि पद्माक्षि मास्मांस्त्याक्षीः कदाचन ।।१८।।

श्रीपराशर उवाच

एवं श्रीः संस्तुता सम्यक् प्राह देवी शतक्रतुम् ।
श्रृण्क्तां सर्वदेवानां सर्वभूतस्थिता द्विज ।।१९।।

श्रीरुवाच

परितुष्टास्मि देवेश स्तोत्रेणानेन ते हरे ।
वरं वृणीष्व यस्त्विष्टे वरदाहं तवागता ।।२०।।

अगहन मास पर्यन्तः प्रतिदिन वटवृक्ष के नीचे निम्नांकित संस्कार करने से आपको अनेक प्रकार के लाभ प्राप्त होने के साथ-साथ समस्याओं के समाधान मिलते हैं तथा सम्पूर्ण दृष्टि से यह परम हितकर होता हैः

1. वटवृक्ष पर दुग्ध एवं शक्कर मिश्रित जल अर्पित करना चाहिये।
2. उसके नीचे अल्पमात्रा में कर्पूर जलाकर उसके साथ चुटकीभर गूगल भी जलायें। इसे गाय के गोबर के कण्डे के एक टुकड़े को जलाकर उसके ऊपर कर सकते हैं।
3. बरगद पर लाल एवं पीले पुष्प अर्पित करें व अगरबत्ती भी लगायें।
4. वट के नीचे नित्य ॐ श्री वासुदेवाय नमः मंत्र की कम से कम एक माला प्रतिदिन जपें अथवा उसके नीचे अग्रांकित श्री विष्णु स्तोत्र का पाठ करेंः-

श्रीविष्णुपञ्जर स्तोत्र

त्रिपुरं जध्नुपः पूर्व ब्रह्मणा विष्णुपञ्जरम् ।
शंकरस्य द्विजश्रेष्ठ रक्षणाय निरूपितम् ।।१।।

वागीशेन च शकस्य बलं हन्तुं प्रयास्यतः ।
तस्य स्वरूपं वक्ष्यामि तत् स्वं श्रृणु अयादिमत् ।।२।।

विष्णुः प्राच्यां स्थितश्चकी हरिर्दक्षिणतो गदी ।
प्रतिक्ष्यां शार्ङ्गधृग विष्णुर्जिष्णुः खड्गी ममोत्तरे ।।३।।

हृषीकेशो विकोणेषु तच्छिद्रेपु जनार्दनः ।
क्रोडरूपी हरिर्भूमौ नरसिंहोऽम्बरे मम ।।४।।

क्षुरान्तममलं चक्रं भ्रमत्येतत् सुदर्शनम् ।
अस्यांशुमाला दुष्प्रेक्ष्या हन्तुं प्रेतनिशाचरान् ।।५।।

गदा चेयं सहस्त्रार्चिः प्रदीप्तपावकोज्ज्वला ।
रक्षोभूतपिशाचनां डाकिनीनां च नाशनी ।।६।।

शार्ङ्गविस्फूर्जितं चैव वासुदेवस्य मद्रिपून् ।
तिर्यङ्मनुष्यकूष्माण्डप्रेतादीन् हन्त्वशेषतः ।।७।।

खड्गधारोज्ज्वलज्योत्स्नानिर्धूता ये समाह्निताः।
ते यान्तु शाम्यतां सद्यो गरुडेनेव पन्नगाः ।।८।।

ये कूष्माण्डास्तथा यक्षा ये दैत्या ये निशाचराः ।
प्रेता विनायकाः क्रूरा मनुष्या जम्भगाः खगाः ।।९।।

सिंहादयश्च पशवो दंदशूकाश्च पन्नगाः ।
सर्वे भवन्तु ते सौम्याः कृष्णशङ्खरवाहताः ।।१०।।

चित्तवृत्तिहरा ये मे ये जनाः स्मृतिहारकाः ।
बलौजसां च हर्तारश्छायाविभ्रंशकाश्च ये ।।११।।

पौष मास में रोजना वटवृक्ष के नीचे निम्नांकित संस्कार करना कल्याणकारी होता है:

1. जल में अल्पमात्रा में शर्करा एवं शहद मिलाकर उस पर अर्पित करना चाहिये।
2. वृक्ष पर श्वेत पुष्पों को अर्पित करना चाहिये। उसकी 21 परिक्रमा करनी चाहिये।
3. वृक्ष के नीचे कर्पूर मिश्रित घी का अथवा तेल का दीपक लगाना चाहिये।
4. उसके नीचे ''भागवत'' के कुछ अंश अथवा ''श्रीमद्भागवतगीता'' के 1-1 अध्याय का पाठ करना चाहिये यदि ये न कर सकें तो कम से कम भगवान श्रीकृष्ण के किसी भी मंत्र का जप वटवृक्ष के नीचे बैठकर करना चाहिये। निम्नांकित ''श्रीकृष्ण स्तोत्रम्'' का पाठ भी उसके नीचे किया जा सकता है:-

श्रीकृष्ण स्तोत्रम्

त्वं ब्रह्म परमं धाम निरीहो निरहंकृतिः ।
निर्गुणश्च निराकारः साकारः सगुणः स्वयम् ।।१।।

साक्षिरूपश्च निर्लिप्तः परमात्मा निराकृतिः ।
प्रकृतिः पुरुषस्त्वं च कारणं च तयोः परम् ।।२।।

सृष्टिस्थित्यंत विषये ये च देवास्त्रयः स्मृताः ।
ते त्वदंशाः सर्वबीजा ब्रह्म-विष्णु-महेश्वराः ।।३।।

यस्य लोम्नांच विवरे चाऽखिलं विश्वमीश्वरः ।
महाविराणमहाविष्णुस्तं तस्य जनको विभो ।।४।।

तेजस्त्वं चाऽपि तेजस्वी ज्ञानं ज्ञानी च तत्परः ।
वेदेऽनिर्वचनीयस्त्वं कस्त्वां स्तोतुमिहेश्वराः ।।५।।

महदादिसृष्टिसूत्रं पंचतन्मात्रमेव च ।
बीजं त्वं सर्वशक्तिनां सर्वशक्तिस्वरूपकः ।।६।।

सर्वशक्तिश्वरः सर्वः सर्वशक्त्याश्रयः सदा ।
त्वमनीहः स्वयंज्योतिः सर्वानन्दः सनातनः ।।७।।

अहो आकारहीनस्त्वं सर्वविग्रहवानपि ।
सर्वेन्द्रियाणां विषय जानासि नेन्द्रियी भवान् ।।८।।

सरस्वती जडीभूता यत्स्तोत्रे यन्निरूपणे ।
जडीभूतो महेशश्च शेषो धर्मो विधिः स्वयम् ।।९।।

पांवती कमला राधा सावित्री देवसूरपि ।।१०।।

इति पेतुश्च ता विप्रपत्नयस्तच्चारणाम्बुजे ।
अभयं प्रदौ ताभ्यः प्रसन्नवदनेक्षणः ।।११।।

विप्रपत्नीकृतं स्तोत्रं पूजाकाले च यः पठेत् ।
स गतिं विप्रपत्नीनां लभते नाऽत्र संशयः ।।१२।।

माघ मास में किसी भी व्यक्ति को वटवृक्ष के नीचे अधोलिखित संस्कार करने से उसका सर्वार्थ कल्याण होता है:

1. उसे वटवृक्ष पर नित्य दुग्ध मिश्रित जल अर्पित कर उसकी 11 परिक्रमाएं करनी चाहिये।
2. वटवृक्ष के तरे मिष्ठान अथवा गुड़ अथवा शक्कर अर्पित करना चाहिए।
3. वटवृक्ष के नीचे मिट्टी के दीपक में तिल का तेल भरकर उसका दीपक लगाना चाहिए।
4. उसे वटवृक्ष के नीचे बैठकर अधोलिखित मंत्र का पाठ करना चाहिये:

''ॐ ब्रह्माय नमः''

फाल्गुन मास में किसी भी व्यक्ति को वटवृक्ष के नीचे निम्न संस्कार अवश्य करना चाहिये:

1. उसे वटवृक्ष पर गुलाब जल मिश्रित जल अर्पित करना चाहिये।
2. उसे बरगद को मिश्री अर्पित करनी चाहिये।
3. वटवृक्ष के नीचे मासपर्यन्त रोजना चमेली के तेल का दीपक लगाना चाहिये।
4. निम्नांकित स्तोत्र का पाठ नित्य वटवृक्ष के नीचे करना चाहिये।
5. इस पाठ को करते समय उसके नीचे अगर बत्तियाँ भी जलनी चाहिये।

गणेश-लक्ष्मी स्तोत्र

ॐ नमो विघ्नराजाय सर्वसौख्य प्रदायिने ।
दुष्टारिष्ट विनाशाय पराय परमात्मने ।।

लम्बोदरं महावीर्य नागयज्ञोंपशोभितम् ।
अर्धचन्द्र धरं देवं विघ्न व्यह विनाशनम् ।।

ॐ ह्रां ह्रीं ह्रूं ह्रै ह्रीं ह्रः हेरम्बाय नमो नमः ।
सर्वसिद्धिप्रदोऽसित्वं सिद्धि बुद्धि प्रदोभव ।।

चिन्तितार्थ प्रदस्त्वं हि सततं मोदक प्रियः ।
सिन्दूरा रूणवस्त्रैश्च पूजितो वरदायकः ।।

इदं गणपति स्तोत्रं यः पठेत भक्तिमान नरः ।
तस्य देहं च गेहं च स्वयं लक्ष्मीर्न मुञ्चति ।।

इस प्रकार वटवृक्ष के नीचे जिस माह जिन – जिन बातों को करने हेतु निर्देर्शित किया गया है – उनमें से जिस भी मास को व्यक्ति चाहे उस मास पर्यन्त एकाधिक उन प्रयोगों को सम्पन्न करे। ऐसा करने से निम्नांकित एकाधिक लाभ होते हैं। हाँ, वह पूर्ण श्रृद्धा एवं विश्वास के साथ प्रयोगों को सम्पन्न करें:

1. उसे धन-धान्य एवं आरोग्य प्राप्त होता है। परिवार में बरकत बढ़ती है। बीमार व्यक्ति की बीमारी से छुटकारा होता है।
2. उसके परिवार में सुख-शांति एवं प्रेम का वातावरण निर्मित होता है।
3. उसकी संतानें सुखी होती हैं। संतानों की उन्नति होती है, विद्या प्राप्ति में बाधायें दूर होती है।
4. उसके शत्रु पराजित होते हैं तथा उसकी विजय होती है। मुकदमें का हल पक्ष में होता है।
5. उस पर तंत्र मंत्र, नज़र इत्यादि का कुप्रभाव नहीं पड़ता है।

6. उसकी अकालमृत्यु अथवा दुर्घटना में मृत्यु नहीं होती है। उसके ऊपर से जीव हत्या का दोष न्यून होता है।
7. उसके साथ एवं उसके परिवार में कोई भी असामजिक अथवा असामान्य घटना-दुर्घटना, चोरी, डकैती, आगजन आदि नहीं होती।
8. रूका हुआ धन प्राप्त होता है।
9. वैमनस्यता दूर होती है। समाज के लोगों से उत्तम संबंध बनते हैं।
10. प्रेम सबंधों में दरार नहीं पड़ती, दाम्पत्य जीवन सुखमय व्यतीत होता है।

नोट:

यदि कोई भी व्यक्ति अपने जन्म मास में मास पर्यन्त संबंधित प्रयोग करता है तो निश्चय ही उसे और भी तीव्रता से उक्त लाभ मिलते हैं।

वटवृक्ष एवं नक्षत्र

भारतीय ज्योतिषशास्त्रों में कुल 27 नक्षत्रों का उल्लेख मिलता है। (अभिजित नक्षत्र को छोड़कर). ये विभिन्न नक्षत्र क्रम से निम्नानुसार हैं:

1. अश्विनी, 2. भरणी, 3. कृत्तिका, 4. रोहिणी, 5. मृगशिरा, 6. आर्द्रा, 7. पुनर्वसु, 8. पुष्य, 9. आश्लेषा, 10. मघा, 11. पूर्वा फाल्गुनी, 12. उत्तरा फाल्गुनी, 13 हस्त, 14. चित्रा, 15. स्वाति, 16. विशाखा, 17. अनुराधा, 18. ज्येष्ठा, 19. मूल, 20. पूर्वाषढ़ा, 21. उत्तराषाढ़ा, 22. श्रवण, 23. धनिष्ठा, 24. शतभिषा, 25. पूर्वा भाद्रपद, 26. उत्तरा भाद्रपद, 27. रेवती।

प्रत्येक व्यक्ति के जन्म के समय उक्त नक्षत्रों में से कोई भी एक नक्षत्र होता है, साथ ही प्रतिदिन इनमें से जो कोई भी नक्षत्र होता है अगले दिन उसके बाद वाला नक्षत्र होता है। नक्षत्रों का क्रम यही रहता है अर्थात् यदि किसी दिन अश्विनी नक्षत्र है तो उसके बाद वाले दिन भरणी होगा, इत्यादि। इस प्रकार प्रत्येक व्यक्ति का जन्म नक्षत्र 28वें दिन पुनः आता है। जो भी व्यक्ति अपने जन्म नक्षत्र के दिन इसके नक्षत्र के साथ लिखी हुई बातों का नियम से पालन करता है उसे अधोलिखित धनात्मकताएँ शीघ्र ही परिलक्षित होती हैं:

1. उसे आरोग्य प्राप्त होता है, उसकी पत्नि एवं संतानें सुखी रहती हैं।
2. वह बेवजह की समस्याओं से ग्रसित नहीं होता है। उसकी समस्याएँ धीरे-धीरे समाप्त होती हैं।
3. उसके शत्रु उसे पीड़ित नहीं कर पाते। वे सदैव दबे रहते हैं। मुकदमें में विजय प्राप्त होती है।
4. उसके धन प्राप्त होता है तथा उसकी मनोकामनायें शनैः शनैः पूर्ण होती हैं। कारोबार में वृद्धि होती है तथा व्यवसाय से जुड़ी समस्याओ का समाधान प्राप्त होता है।

5. उसे मान-सम्मान तथा पुरस्कार आदि मिलते हैं। सामाजिक प्रतिष्ठा में वृद्धि होती है।
6. उसके कार्यों में बाधायें नहीं आती अर्थात् उसके कार्य निर्विघ्न सम्पन्न होते हैं।
7. उस पर पराविधाओं का कुप्रभाव नहीं पड़ता अर्थात् उस पर तंत्र-मंत्रादि के कुप्रभाव नहीं पड़ते, वह नजरदोषों से मुक्त रहता है।
8. उस पर पितृों की कृपा होती है।

अब, नीचे विभिन्न नक्षत्रों में जन्मे व्यक्तियों को उनके जन्म नक्षत्र के दिन वटवृक्ष के नीचे क्या करना चाहिये इसका उल्लेख किया जा रहा है ताकि वह उन विधियों को सम्पन्न करके उपरोक्त अंकित सुफलों को प्राप्त कर सके:

अश्विनी :

1. वह निम्नांकित मंत्र का जप करें –

   ॐ अश्विनों तेजसाचक्षुः
   प्राणेन सरस्वती वीर्य्यम् ।
   वाचेन्द्रो बलेनेन्द्राय दधु रिन्द्रियम्
   ॐ अश्विनी कुमाराम्यौ नमः ।।

   और इस मंत्र का जप कम से कम 1 माला अर्थात् 108 बार करें।
2. जप के पूर्व वटवृक्ष पर कुमकुम – श्वेत चंदन – चम्पा के पुष्प, गुड़, लड्डु इत्यादि में जो भी सुगम हो वह अर्पित करें।
3. धूप-दीप जलावें।
4. वटवृक्ष की 7 परिक्रमा करें।

भरणीः

1. निम्न मंत्र का जप कम से कम 108 बार (1 माला) करें।

 ॐ यमायत्वा मखायत्वा
 सूर्यस्यत्वा तपसे देवस्यत्वा सवितामध्वा ।
 नयुक्त पृथिव्या स स्पृशस्याहि अर्चिरसि तपोसि ।।

2. वटवृक्ष पर धूप-दीप लगाकर अगर, अष्टगंध, करवीर के पुष्प, गूग्गल, नैवेद्य आदि अर्पित कर कल्याण की कामना करें। जो पदार्थ उपलब्ध न हो उसे मानसिक रूप से अर्पित करें।
3. वहाँ 2 अगरबत्तियाँ जलावें।
4. वटवृक्ष की 11 परिक्रमा करें।

कृतिका :

1. निम्न मंत्र का जप वटवृक्ष के नीचे कम से कम 324 बार (3 माला) करें मंत्र है –

 ॐ अयमग्नि सहस्त्रिणो वाजस्य शांति वनस्पतिः ।
 मूर्द्धा कबोरयीणाम्, ॐ अग्नये नमः ।।

2. मंत्रोच्चार के पूर्व वटवृक्ष पर चंदन आदि सुगंध, पुष्प, दूध, घृत, नैवेद्य अर्पित करें तथा 2 अगरबत्तियाँ जलावें। घी का दीपक लगावें।
3. वटवृक्ष की 18 परिक्रमा करें।
4. अंत में, पश्चिमाभिमुख होकर उसे प्रणाम करें।

मृगशिरा :

1. इस नक्षत्र में जन्मे जातक जिस दिन मृगशिर नक्षत्र पड़े उस दिन निम्नांकित मंत्र का कम से कम 27 बार जप करें।

 ॐ सोमोधनु सोमाअवन्तुमाशु सोमोवीरः कर्मण यन्ददाति
 यदत्यविदध्य समेयस्पितृ श्रवण योम ॐ चन्द्रमसे नमः ।।

अथवा

ॐ सः सोमाय नमः

इस मंत्र का जप कम से कम 10 माला करें।

2. वटवृक्ष के नीचे कपूर मिश्रित घी का दीपक जलावें, धूप देवें।
3. वृक्ष पर पुष्प अर्पित करें, चंदनादि सुगंध अर्पित कर, नैवेद्य रखें।
4. वृक्ष पर दुग्धमिश्रित जल अर्पित कर उसकी 11 परिक्रमा करें।

आर्द्रा :

1. आर्द्रा में जन्मे व्यक्ति इसी नक्षत्र वाले दिन वटवृक्ष के समीप जाकर उस पर दुग्ध मिश्रित जल अर्पित करें, उसकी 18 परिक्रमा करें।
2. वृक्ष पर हल्दी, कुमकुम, मिष्ठान, सुगन्ध, धूप, नैवेद्य आदि चढ़ावें।
3. वृक्ष के नीचे दीपक लगावें, अगरबत्तियाँ लगावें तथा निम्न मंत्र का कम से कम 18 बार जप करें।

   ॐ नमस्ते रूद्र मन्यवडउतोत इषवे नमः बाहुम्यां मुततो नमः।।
   ॐ रूद्राय नमः ।।

   अथवा

   ''ॐ रूद्राय नमः'' इस मंत्र की 7 माला जपें

पुनवर्सु :

1. इस नक्षत्र में जन्मे व्यक्ति यह नक्षत्र पड़े उस दिन स्नानादि से निवृत्त हो वटवृक्ष पर शहद मिश्रित जल अर्पित कर उसकी 21 परिक्रमा करें।
2. वटवृक्ष के नीचे धूप देवें, घी का दीपक लगावें।
3. वटवृक्ष पर पीले पुष्प, कुमकुम, गंधादि अर्पित करें।
4. निम्न मंत्र का 7 बार कम से कम जप करें।

   ''ॐ अदितिद्यौर दितिरन्तरिक्षमदिति र्माताः सः पिता स पुत्रः विश्वेदेवा अदितिः पंचजना अदितिः जातम अदितिरर्जनित्वम्
   ॐ आदित्याय नमः।।

अथवा

"ॐ सः सूर्याय नमः"

मंत्र का जप 10 माला करें।

पुष्य :

1. इस नक्षत्र में जन्मे व्यक्ति जिस दिन यह नक्षत्र पड़े उस दिन निम्न मंत्र का जप वटवृक्ष के नीचे कम से कम 8 बार करें।

   "ॐ बृहस्पते अतियदर्यो अर्हाद्युमद्विमाति क्रतुमज्जनेषु ।
   यदि दयच्छ वसरित प्रजात दस्मासु द्रविणं धेहि चित्रम् ।।
   ॐ गुरूवे नमः ।।

   अथवा

   "ॐ बृहस्पतये नमः"

   मंत्र का जप 3 माला करें।

2. वटवृक्ष अगर गंध, अगस्त्य पुष्प अथवा अन्य पीत पुष्प, घृत आदि अर्पित करें।
3. वटवृक्ष पर शक्कर मिश्रित जल अर्पित कर उसकी 21 परिक्रमा करें।
4. उसके नीचे कुछ समय तक विश्राम करें।

आश्लेषा :

1. वटवृक्ष के नीचे स्नानादि से निवृत्त होकर जावें तथा वहाँ 2 अगरबत्तियाँ जलावें, घी का दीपक लगावें।
2. वृक्ष पर दुग्ध मिश्रित जलार्पित कर उसकी 27 परिक्रमा करें।
3. वटवृक्ष पर चम्पा के फूल, चंदन, गंध, क्षीर, मिष्ठान, तिल एवं कुमकुम अर्पित करें।
4. उसके समक्ष पूर्वाभिमुख बैठकर निम्न मंत्र की 3 माला जपें:-

   "ॐ सर्पेभ्यो नमः"

मघा :

1. इस नक्षत्र में जन्मे व्यक्ति जिस दिन यह नक्षत्र पड़े उस दिन वटवृक्ष के नीचे स्नानादि से निवृत्त हो तिल के तेल का दीपक लगावे धूप देवें।
2. वटवृक्ष पर काले तिल युक्त जल का अर्पण कर उसकी 21 परिक्रमा करे।
3. वटवृक्ष पर तिल, मिष्ठान, चम्पा के अथवा अन्य पीतवर्ण के पुष्प अर्पित करें।
4. उसके नीचे बैठकर, पूर्वाभिमुख रहते हुए निम्न मंत्र की 11 माला पज करे।

   ''ॐ पितरेभ्यो नमः''

पूर्वाफाल्गुनी :

1. पूर्वाफाल्गुनी नक्षत्रवाले दिन, इस नक्षत्र में जन्मे व्यक्तियों को वटवृक्ष पर दुग्ध अर्पित कर उसकी 27 परिक्रमा करनी चाहिये।
2. वटवृक्ष पर गूगल की धूनी देनी चाहिये। पीले अथवा केसरिया वर्ण के पुष्प अर्पित करने चाहिये। इसके अतिरिक्त मिश्री, गुड़, मिष्ठान, घृत एवं नैवेद्य भी अर्पित करें।
3. निम्न मंत्र के जप की 7 माला करें:-

   ''ॐ मृगाय नमः''

उत्तराफाल्गुनी :

1. इस नक्षत्र के दिन उत्तरा फाल्गुनी में जन्मा व्यक्ति स्नानादि से निवृत्त होकर वटवृक्ष पर पुष्प के साथ जल अर्पित करे।
2. वह वटवृक्ष की 21 परिक्रमा कर, उसके नीचे अगरबत्ती जलावें, घी का एक दीपक लगावे तथा उस पर कपूर, कुमकुम, सुगंधादि अर्पित करें।

3. ऑकड़े के सफेद पुष्प, वटवृक्ष पर चढ़ाना अतिशुभ है।
4. वह निम्न मंत्र का जप की 10 माला करें।

   ''ॐ अर्यमणे नमः''

हस्त :

1. इस नक्षत्र के दिन हस्त नक्षत्र वाले व्यक्तियों को वटवृक्ष पर प्रातःकाल स्नानोपरान्त कुमकुम युक्त जल वटवृक्ष पर चढ़ाना चाहिये, उसकी 11 परिक्रमा करें।
2. वृक्ष पर रक्त चंदन, कमल पुष्प, घृत तथा सुगंध अर्पित करना चाहिये।
3. उसके नीचे गूगल का धूम्र करना चाहिये।
4. निम्न मंत्र का जप की 10 माला सधूम उसके नीचे उत्तराभिमुख होकर करनी चाहिये –

   ''ॐ सावित्रे नमः''

चित्रा :

1. चित्रा में जन्मे व्यक्ति को बरगद के नीचे प्रतिमाह चित्रा नक्षत्र वाले दिन निम्न मंत्र का जप की 3 माला करनी चाहिये –

   ''ॐ विश्व कर्मणेनमः''

2. उसे बरगद की 14 परिक्रमा करनी चाहिये।
3. उस पर कुमकुम, अष्टगंध, इत्र, अन्न, पुष्प एवं नैवेद्य अर्पित करना चाहिये।
4. उसके नीचे कपूर एवं गूगल की धूनी देनी चाहिये।

स्वाती :

1. स्वाति नक्षत्र के व्यक्ति को प्रतिमाह जिस दिन यह नक्षत्र पड़े उस दिन स्नान करके वटवृक्ष की 15 परिक्रमा करनी चाहिये।
2. वटवृक्ष पर शर्करा मिश्रित जल अर्पित करना चाहिये।
3. बरगद के नीचे 2 अगरबत्ती लगाकर उस पर कमल पुष्प, अगर, चंदन, शर्करा तथा घृत अर्पित करना चाहिये।
4. उसके नीचे उत्तराभिमुख बैठकर निम्न मंत्र की 5 माला करना चाहिये –

   ''ॐ वायवे नमः''

विशाखा :

1. विशाखा में जन्मे व्यक्ति को प्रतिमाह विशाखा नक्षत्र के दिन बरगद पर केसर मिश्रित जल अर्पित करना चाहिये।
2. उसके नीचे कपूर मिश्रित घी का दीपक जलाकर उसकी 16 परिक्रमा करनी चाहिये।
3. उसे निम्न मंत्र का जप की 3 माला करनी चाहिये।

   ''ॐ इन्द्राग्नीभ्यां नमः''

अनुराधा :

1. प्रतिमाह जिस दिन अनुराधा नक्षत्र पड़े उस दिन इस नक्षत्र में जन्मे व्यक्ति को सुबह सबेरे स्नानादि से निवृत हो पीपल पर कुमकुम, सुगंध, कमल, घृत, पुष्प तथा मिष्ठान अर्पित करना चाहिये।
2. उसके नीचे थोड़ा सा कपूर दहन करना चाहिये।
3. उस पर चंदन चूर्ण मिश्रित जलार्पण कर उसकी 21 परिक्रमा करनी चाहिये।
4. उसके नीचे पूर्वाभिमुख बैठकर निम्न मंत्र की 3 माला जपनी चाहिये –
   ''ॐ मित्राय नमः''

ज्येष्ठा :

1. ज्येष्ठा नक्षत्र में जन्मे व्यक्ति को प्रतिमाह ज्येष्ठा नक्षत्र वाले दिन बरगद पर सुगंध मिश्रित जलार्पित कर उसकी 18 परिक्रमा करनी चाहिये।
2. उसे **"ॐ इन्द्राय नमः"** मंत्र की 10 माला वटवृक्ष के नीचे जपनी चाहिये।
3. उसके नीचे पुष्प एवं नारियल अर्पित करना चाहिये।
4. कुछ समय तक वटवृक्ष के नीचे उसे 2 अगरबत्ती जलाकर विश्राम करना चाहिये।

मूल :

1. इस नक्षत्र में जन्मे व्यक्ति को वटवृक्ष पर मूल नक्षत्र वाले दिन थोड़ी – थोड़ी मात्रा में 5 प्रकार की मिठाई अर्पित करनी चाहिये।
2. उसे उस दिन वटवृक्ष पर चंदन एवं कुमकुम मिश्रित जलार्पित कर उसके नीचे घी का दीपक लगाना चाहिये।
3. वटवृक्ष की 21 परिक्रमा करनी चाहिये।
4. निम्न मंत्र की 7 माला वट के नीचे उसे जपनी चाहिये–

   ''ॐ नैऋत्ये नमः''

पूर्वाषाढ़ा :

1. इस नक्षत्र में जन्मे व्यक्ति को इसी नक्षत्र वाले दिन वट के नीचे बैठकर **''ॐ अद्भ्यो नमः''** मंत्र की 11 माला जपनी चाहिये।
2. वटवृक्ष पर उसे गुलाब के पुष्पों के साथ जलार्पित करना चाहिये।
3. वटवृक्ष पर अगरबत्ती लगाकर शक्कर मिश्रित आटा चढ़ाना चाहिये।
4. लवंग युक्त चमेली के तेल का दीपक लगाना चाहिये।

उत्तराषाढ़ा :

1. उत्तराषाढ़ा नक्षत्र वाला व्यक्ति प्रतिमाह जिस दिन यह नक्षत्र पड़े उस दिन वटवृक्ष पर प्रातःकाल के समय अष्टगंध युक्त जल अर्पित करे एवं वृक्ष की 21 परिक्रमा लगावे।
2. वृक्ष के नीचे गोघृत का दीपक एवं अगरबत्तियाँ जलावे।
3. वृक्ष पर लाल पुष्प एवं मेवा मिष्ठान अर्पित करे।
4. उसके नीचे पश्चिमाभिमुख बैठकर निम्नमंत्र की 1 माला करें।

   ''ॐ विश्वे अद्यमरूत विश्वडउतो विश्वे भक्त्यग्रयः समिद्धाः । विश्वेनोदेवा अवसागमन्तु विश्वे मस्तु द्रविणं बाजौ अस्मै ।।''

श्रवण :

1. इस नक्षत्र में जन्मे व्यक्तियों को श्रवण नक्षत्र पड़े उस दिन वटवृक्ष पर श्वेत पुष्प युक्त जलार्पित कर उसकी 21 परिक्रमा करनी चाहिये।
2. उसे उस पर सुगंध, मालती पुष्प, मिष्ठान आदि अर्पित कर उसकी कपूर जलाकर आरती उतारनी चाहिये।
3. निम्न मंत्र की 21 माला जपनी चाहिये – **''ॐ विष्णवे नमः''**
4. उसके नीचे अल्पकालिक विश्राम कर उसे प्रणाम कर प्रस्थान करना चाहिये।

धनिष्ठा :

1. इस नक्षत्र वाले व्यक्ति को धनिष्ठा नक्षत्र के दिन स्नानोपरान्त वटवृक्ष के नीचे बैठकर निम्न मंत्र की 11 माला जपनी चाहिये –

   ''ॐ वासुदेवताभ्यो नमः''
2. उसे वटवृक्ष पर नील कमल पुष्प तथा घृत एवं शर्करा अर्पित कर उस पर कुछ इत्र छिटकना चाहिये।
3. वटवृक्ष की 21 परिक्रमा कर उस पर गुलाबजल मिश्रित जल अर्पित करना चाहिये।

शतभिषा :

1. इस नक्षत्र वाले जातक को इसी नक्षत्र के दिन प्रतिमाह वटवृक्ष पर प्रातःकाल अगर एवं अष्टगंध मिलाकर जलार्पित करना चाहिये।
2. वट पर कमल पुष्प अर्पित कर अगरबत्ती – धूप आदि लगानी चाहिए।
3. निम्न मंत्र के जाप की 21 माला करनी चाहिये –

   ''ॐ वरूणाय नमः''

पूर्वाभाद्रपद :

1. इस नक्षत्र वाले दिन पूर्वाभाद्रपद नक्षत्र में जन्मे जातकों को वटवृक्ष के नीचे सरसों के तेल का दीपक लगाकर उसकी 11 परिक्रमा करनी चाहिये।
2. उसे वटवृक्ष पर कपूर मिश्रित जलार्पित करना चाहिये।
3. उस पर श्वेतार्क के पुष्प, दही एवं शर्करा अर्पित करनी चाहिये।
4. निम्न मंत्र की 11 माला जपनी चाहिये –

   ''ॐ अजैक पदे नमः''

उत्तराभाद्रपद :

1. इस नक्षत्र में जन्मे व्यक्ति को हर माह वटवृक्ष पर जब यह नक्षत्र पड़े तब चमेली के पुष्पों के साथ जलार्पित कर उसकी 21 परिक्रमा करनी चाहिये।
2. उसे वटवृक्ष पर बिल्व पत्र या बिल्वफल, सुगंध, मिष्ठान एवं चंपक के पुष्प अर्पित करने चाहिये।
3. उसके नीचे कपूर एवं गूगल की धूनी देनी चाहिये तथा निम्न मंत्र की 11 माला जपनी चाहिये:-

   ''ॐ पूष्णेन नमः''

रेवती :

1. इस नक्षत्र के दिन उस व्यक्ति को वटवृक्ष पर जल, मिष्ठान, पुष्प, सुगंध अर्पित कर उसकी 51 परिक्रमा करनी चाहिये।
2. उसके नीचे उत्तराभिमुख बैठकर निम्न मंत्र की 21 माला जपनी चाहिये – **''ॐ पूष्णेन नमः''**

उपरोक्तानुसार जो भी नक्षत्रादि जप मंत्रादि हैं, उन्हें लगातार 28 दिनों में एक बार करना होता है तथा लगातार 5-7 बार सम्पन्न करने पर विशिष्ट फलों का अनुभव प्रयोगकर्ता को होने लगता है।

विशेष – आपका जन्म नक्षत्र कौनसा है, इसके बारे में जानकारी प्राप्त करने के लिये विद्वान ज्योतिषी से सम्पर्क करें। अगर आपने अपनी जन्मपत्रिका बनवा रखी है तो उसके आधार पर आपका जन्म नक्षत्र ज्ञात किया जा सकता है। जिन व्यक्तियों के पास जन्मपत्रिका नहीं है और जन्म तारीख आदि की भी सही जानकारी नहीं है, उन्हें इस बारे में समस्या आ सकती है। इस समस्या के निवारण के लिये ज्योतिषीय परामर्श आपकी सहायता कर सकता है।

वटवृक्ष रोपण

इस सम्पूर्ण जगत में दो ही प्रकार की वस्तुएँ होती हैं – जीवित तथा अजीवित। जीवितों के अंर्तगत प्राणी तथा पौधे आते हैं जबकि शेष अन्य पदार्थ अजीवित होते हैं। पौधों के अंर्तगत् यदि हम देखें तो सूक्ष्मतर जीवों से विशालतम वृक्ष पाये जाते हैं। इन्हीं वृक्षों में अनेक वृक्ष दिव्य होते हैं तथा अपनी उपस्थिति से मानव मात्र तथा अन्य विभिन्न प्राणियों पर अपना श्रेष्ठतम प्रभाव डालते है। इन्हीं वृक्षों में एक वृक्ष वट का भी हैं। यह दीर्घ वृक्षों की श्रेणी में आता है। इसकी घनी छाया शीतल तथा ग्रीष्मग्रसित प्राणियों के मन को सुकून देने वाली होती है। अति प्राचीन काल से ही अनेक वृक्ष सहित वटवृक्ष के रोपण एवं पालन को हमारे धर्मग्रंथों में श्रेष्ठ कहा गया है – साथ ही यह भी स्पष्ट किया गया है कि इन वृक्षों के रोपण एवं पालन से संबंधित व्यक्ति को कोटि-कोटि पुण्य की प्राप्ति होती है। कहा है कि सैकड़ों यज्ञ करवाने से, सैकड़ों तालाब बनावने से जो पुण्य अर्जित होता है वह मात्र 1 वृक्ष के रोपण एवं पालन से प्राप्त होता है। इसी प्रकार एक वटवृक्ष का रोपण भी परम पुण्यकारी होता है तथा यह सात पीढ़ियों का तारण करने वाला होता है। प्रकाण्ड पंडित वराह मिहिर के अनुसार वटवृक्ष का रोपण पालन करने वाला सुख समृद्धि, शांति, स्वास्थ्य-आरोग्य एवं उन्नति को प्राप्त करता है जबकि 'परांगधारा' का कथन है कि जो व्यक्ति एक वटवृक्ष का ही रोपण तथा पालन करता है वह अकालमृत्यु ग्रसित नहीं होता तथा मृत्योपरान्त विष्णुलोक का वासी होता है। उसे मोक्ष की प्राप्ति होती है, उसके जन्म जन्मान्तर के पापों का शमन होता है। नीचे वटवृक्ष के रोपण संबंधी कुछ विशेष तथ्यों का उल्लेख किया जा रहा है –

- जो व्यक्ति अपने घर की पूर्व दिशा में वटवृक्ष का रोपण करता है उसे निम्नांकित लाभ परिलक्षित होते है।

1. उसे एवं उसके परिवार वालों को सुख एवं आरोग्य की प्राप्ति होती है।
2. उसे धन की प्राप्ति होती हैं, धनागम में वृद्धि होती है।
3. उसके घर – परिवार में अमन चैन रहता है।
4. उसकी संतानें उन्नतिशील होती हैं।
5. उस घर की स्त्रियाँ श्रेष्ठ होती है।

- जो व्यक्ति अपने घर के पश्चिम में कहीं दूर, उपयुक्त स्थान पर वटवृक्ष लगाता है, उसे बड़ा करता है, उसे निम्नांकित लाभ होते हैं –
  1. उसके पशुधन में वृद्धि होती है।
  2. उसे साधु-संतों का सानिध्य प्राप्त होता है।
  3. उसका संपर्क श्रेष्ठ लोगों से होता है।
  4. उसकी सामाजिक प्रतिष्ठा बढ़ती हैं, उसे पुरस्कार प्राप्त होता है।
  5. उसकी संतानें उन्नति करती हैं।

- जो व्यक्ति अपने घर की उत्तर दिशा तरफ किसी उपयुक्त स्थान पर जो कि घर की सीमा से बाहर हो, वटवृक्ष का रोपण एवं पालन करता है, उसे निम्नांकित धनात्मक परिणाम प्राप्त होते हैं –
  1. उस पर कुबेर देवता की कृपा होती है।
  2. उसके कर्ज में न्यूनता आती है।
  3. उसके कारोबार में वृद्धि होती हैं, नवीनकार्य भी होते हैं।
  4. उसके कार्यों में आनेवाली बाधायें दूर होती हैं।
  5. उसके विवादों का निबटारा होता है।
  6. रूका हुआ पैसा उसे प्राप्त होता है।

- जो व्यक्ति जहाँ रहता है वहाँ से दक्षिण दिशा में किसी भी उपयुक्त स्थान पर यदि 1 वटवृक्ष का रोपण-पालन करता है तो उसे अधोलिखित सुपरिणामों की प्राप्ति होती है
  1. वह अकाल मृत्यु से ग्रसित नहीं होता, उसके घर में अकालमृत्यु नहीं होती।
  2. उसके पितृदोषों का नाश होता है।

3. वह पशु हत्या के पाप से मुक्त होता है।
4. उसे वरिष्टजनों से मान-सम्मान प्राप्त होता है। समाज में उसकी प्रतिष्ठा बढ़ती है।
5. वह किसी ब्राहमण का अपमान करने से उत्पन्न दोष से मुक्त होता है।

- जो व्यक्ति काली अथवा दुर्गा-मंदिर परिसर में वटवृक्ष का रोपण पालन करता है उसे अधोलिखित लाभ होते हैं –
  1. उसके शारीरिक और मानसिक बल में वृद्धि होती है।
  2. उसके शत्रु नष्ट होते हैं, मुकदमें में उसकी विजय होती है।
  3. उसके साथ धोखा, चोरी, आगजनी इत्यादि की संभावना अतिअल्प होती है।
  4. उसे आरोग्य एवं सम्मान प्राप्त होता है।
  5. उसे गुप्त विद्याओं की प्राप्ति प्रयत्न करने पर आसानी से हो जाती हैं।

- जो व्यक्ति श्री हनुमानजी के मंदिर परिसर में कम से कम 1 वटवृक्ष का रोपण-पालन करता है उसे निम्नांकित धनात्मकताओं के दर्शन होते हैं –
  1. उसके कार्यों में आनेवाली विघ्न बाधायें दूर होती हैं।
  2. उसे आरोग्य प्राप्त होता है, वह गंभीर बीमारियों से ग्रसित नहीं होता है।
  3. उसके मानसिक बल में पर्याप्त वृद्धि होती है।
  4. उसे किसी भी प्रकार का भय यदि होता है तो वह दूर होता हैं, वह भयमुक्त होता है।
  5. उसकी शत्रु पीडा समाप्त होती है।

- किसी भी विद्यालय की सीमा में कम से कम 1 वटवृक्ष का रोपण करने वाला निम्न लाभ प्राप्त करता है –
  1. उस पर तंत्र-मेंत्रादि का कुप्रभाव नहीं पड़ता।
  2. उसे दुःस्वप्न कभी नहीं आते।

3. वह कालसर्प दोष से मुक्त होता है।
4. वह अकालमृत्यु से पीड़ित नहीं होता।
5. उसे आरोग्य, धन-धान्यादि की प्राप्ति होती है।

- किसी भी भैरव मंदिर में वटवृक्ष का रोपण – पालन करने वाला अधोलिखित लाभ प्राप्त करता है –
  1. उस पर जादू – टोना, तंत्र-मंत्रादि के प्रभाव नहीं पड़ते।
  2. उसके कार्य निर्विहन सम्पन्न होते हैं।
  3. उसे विभिन्न व्यक्तियों से लाभ एवं सहयोग प्राप्त होता है।
  4. उस पर 'नजर' का प्रभाव नहीं पड़ता।
  5. उसकी शत्रु पीड़ा न्यून होती है।
  6. वह शनैः शनैः विकृत मार्गो से दूर हो जाता है।

- श्रीराम के मंदिर परिसर में वटवृक्ष का रोपण करने वाले को निम्न लाभ होते हैं –
  1. उसे परिवार में प्रेम, शांति एवं अमन बना रहता है।
  2. उसकी संतानें माता पिता का सम्मान करने वाली तथा सुसंस्कृत एंव सुशील होती हैं।
  3. शत्रु पीड़ा से वह मुक्त रहता है और यदि उसके कोई शत्रु खड़े भी होते हैं तो वे परास्त हो जाते हैं।
  4. उसके और उसके भाईयों के बीच श्रेष्ठ प्रेममय संबंध रहते हैं।
  5. उसकी पत्नी से उसे कष्ट नहीं होता।

- श्री विष्णु जी के मंदिर में वटवृक्ष को रोपने और पालने वाले को निम्नलिखित धनात्मकताएँ दिखाई देती हैं:
  1. उसे धन एवं आरोग्य की प्राप्ति होती है।
  2. उसके कारोबार/कार्यक्षेत्र में वृद्धि होती है।
  3. उसके धनागम के स्त्रोतों में वृद्धि होती है। उसके कर्ज दूर होते हैं तथा उसे रूका हुआ पैसा प्राप्त होता है।
  4. उसकी बरकत बनी रहती है, लक्ष्मी स्थिर होती है।

- किसी भी पर्वत पर/पहाड़ी पर वटवृक्ष का रोपण करने से निम्नांकित लाभ होते हैं –
  1. पितृों का उद्धार होता है।
  2. देव दोषों में न्यूनता आती है।
  3. ग्रह पीड़ाएँ न्यून होती हैं।
  4. जीव हत्या/जो अनजाने में हो जाती है के पाप से मुक्ति मिलती है।
  5. रोपण करने वाले को आरोग्य एवं धनप्राप्ति शनैः शनैः होती है।

- किसी भी विद्यालय के परिसर में बरगद का एक पेड़ रोपने वाला निम्नांकित लाभों को प्राप्त करता है –
  1. उसकी संतानें उन्नति करती हैं वे सन्मार्गी होती हैं।
  2. उसके घर की स्त्रियाँ सुखी होती हैं।
  3. उसके बच्चों के बुद्धिबल में वृद्धि होती है।
  4. उसके बच्चे नजरादि दोषों से रक्षित रहते हैं।
  5. उसके सामाजिक सम्मान में वृद्धि होती है।

- जो व्यक्ति किसी भी सड़क के दोनों ओर अथवा चौराहे पर वटवृक्ष का रोपण करता है उसे निम्नांकित लाभ होते हैं –
  1. उसकी सामाजिक प्रतिष्ठता बढ़ती है।
  2. उसके अप्रत्यक्ष/प्रत्यक्ष पापों का शमन होता है।
  3. उसे धन एवं आरोग्य प्राप्त होता है।
  4. उसके कार्यों में आने वाली विघ्न बाधायें दूर होती हैं।

इस प्रकार यह स्पष्ट होता है कि वटवृक्ष के रोपण से जहाँ एक ओर प्रयोगकर्ता परम लाभन्वित होता है – वहीं दूसरी ओर इसके द्वारा पर्यावरण भी परम उपकार होता है अर्थात इसको रोपने वाले को ने केवल रोपण स्थान के आधार पर लाभ होता है बल्कि वृक्षरोपण कर वह कोटि कोटि पुण्य भी प्राप्त करता है जो उसका परलोक भी सुधार देते हैं। एक वटवृक्ष का रोपण करने से करोड़ो प्राणियों को आश्रय एवं जीवनदान प्राप्त होता है जो निश्चय ही एक विलक्षण पुण्यकारी कर्म है।

वटवृक्ष और मंदिर

हालाकि किसी भी देवी-देवता का मंदिर चाहे कहीं भी हो वह अपने आप में एक विशेष शक्ति को समेटे हुए रहता है। उसका एक विशिष्ट आभा मण्डल एवं प्रभाव होता है फिर भी वटवृक्ष के नीचे या वटवृक्ष के अत्यंत समीप उपस्थित मंदिर की विलक्षणता कुछ अलग होती है। वह सामान्य मंदिर की तुलना में ज्यादा प्रभावी होता है। नीचे वटवृक्ष के नीचे अवस्थित मंदिर किस प्रकार से विशेष महत्वपूर्ण होता है – स्पष्ट किया जा रहा है –

हनुमान मंदिर

वटवृक्ष के नीचे अवस्थित हनुमान मंदिर परम प्रभावी होता है। ज्ञातव्य है कि गोस्वामी तुलसीदासजी ने हनुमान चालीसा की रचना वटवृक्ष के नीचे ही पूर्ण की थी। जो व्यक्ति ऐसे किसी भी हनुमान मंदिर में सरसों के तेल का अथवा कपूर मिश्रित घी का दीपक जलाकर नित्य हनुमान चालीसा, हनुमानष्टक एवं बजरंगबाण का पाठ करता है उसे शीघ्र ही निम्नांकित सुपरिणाम दिखाई देते है।

1. उसके बुद्धिबल में पर्याप्त विकास होता है, उसकी वाक् क्षमता में वृद्धि होती है।
2. उसके शत्रु ऐसे लुप्त होते है जैसे कि सूरज के निकलने पर अंधकार। शत्रुओं पर उसकी सदैव विजय होती है।
3. उस व्यक्ति पर कोई भी घात नहीं कर पाता।
4. उसके रोग लुप्त होने लगते हैं शारीरिक बल में वृद्धि होती है।
5. उसमें बल के साथ-साथ विनम्रता भी विकसित होती है।
6. उस पर नजर भूत-प्रेत की छाया का प्रभाव नहीं पड़ता।

भैरव मंदिर

वटवृक्ष के नीचे अवस्थित भैरव मंदिर अत्यंत प्रभावी होता है। यदि यही भैरव दक्षिणाभिमुख हो तब तो सोने में सुहागा। इस भैरव मंदिर में जो भी व्यक्ति नित्य तिल के तेल का दीपक जलाकर किसी भी शक्ति मंत्र का अथवा भैरव मंत्र का जप करता है उसे अधोलिखित लाभ होते हैं –

1. उसकी मनोकामनाएँ पूर्ण होती है उसके मनोवांछित कार्य शनैः शनैः होने लगते हैं।
2. उस पर तंत्र – मंत्रादि का असर नहीं होता और यदि पहले से होता है तो वह दूर हो जाता है।
3. उसके पितृदोषों का निवारण होता है।
4. उसके कार्य निर्विघन सम्पन्न होते हैं।
5. वह जीव हत्या के दोष से मुक्त होता है।
6. शत्रुओं पर उसकी विजय होती हैं, मुकदमें में उसे जीत हासिल होती है।

शक्ति / दुर्गा अथवा कालीमाता मंदिर

वटवृक्ष के नीचे अवस्थित शक्ति के मंदिर में जो व्यक्ति नित्य कपूर मिश्रित घी का दीपक लगाता है तथा वटवृक्ष सहित मंदिर की परिक्रमा करता है (यदि परिक्रमा करना संभव न हो तो केवल दीपक ही लगा दें) उसके निम्नांकित कार्य होते हैं –

1. उसके शारीरिक एवं मानसिक बल में अत्यधिक वृद्धि होती है।
2. उसके कार्यों में उसे सफलता अथवा विजय हासिल होती है।
3. उसे शरीर रोगों से छुटकारा मिलने लगता है।
4. उसकी शत्रु पीड़ा शनैः शनैः समाप्त होती है।
5. उस पर तंत्र मंत्र के कुप्रभाव असर नहीं करते ।
6. उसकी मान प्रतिष्ठा में वृद्धि होती है। समाज में उसका प्रभाव एवं वर्चस्व बढ़ने लगता है।

शिवमंदिर

वटवृक्ष के नीचे शिव मंदिर होने पर (विशेषरूप से वह दक्षिण मुखी हो) अथवा बरगद के वृक्ष के नीचे शिवलिंग हो तो उसका विधिवत् नित्य पूजन-अर्चन करने से शिवलिंग पर दुग्ध मिश्रित जल अर्पित करने से तथा उसके समक्ष शिवमंत्रों का जपादि करने से साधक को निम्नांकित श्रेष्ठ लाभ होते है।

1. उसे योगादि गूढ़ विद्याओं का ज्ञान अल्पप्रयत्न से ही होने लगता है।
2. उसके देवदोष, पितृदोष, जीव हत्या दोष इत्यादि दूर होते हैं।
3. उसे स्वप्न में सर्प इत्यादि के दर्शन नहीं होते, उसे दुःस्वप्न नहीं आते तथा उसके काल सर्प दोष दूर होते हैं।
4. उसे नजर, तंत्र-मंत्रादि ऋणात्मक रूप से प्रभावित नहीं करते।
5. उसकी अकाल मृत्यु नहीं होती।
6. उसे आरोग्य, धन-धान्यादि प्राप्त होते हैं।

विष्णु मंदिर

वटवृक्ष के नीचे श्री विष्णुजी का मंदिर हो तथा जो व्यक्ति उस विष्णु मंदिर में श्रीप्रभु का योग्य पूजन करता है – उसे निम्नलिखित विशेष फल प्राप्त होते हैं –

1. उसे धन-धान्यादि प्राप्त होते हैं, लक्ष्मी उसके यहाँ स्थिर होती है।
2. उसके कारोबार में उत्तमवृद्धि होती है।
3. उसके कार्यों में आनेवाली विघ्न बाधायें दूर होती हैं, उसे रूका हुआ पैसा प्राप्त होता है।
4. उसके पशुधन एवं आभूषणों में वृद्धि होती है।
5. उसका सामाजिक सम्मान बढ़ता है।
6. उसे आरोग्य एवं श्रेष्ठ मानसिक बल की प्राप्ति होती है।

श्री गणेश मंदिर

किसी भी वटवृक्ष के नीचे अवस्थित गणेश मंदिर में नित्य श्री गणेश मंत्रों का जप करने वाले को अधोलिखित सुफल प्राप्त होते हैं –

1. उसके बुद्धि – बल का विकास होता है।
2. उसे धनधान्य की प्राप्ति होती है, लक्ष्मी स्थिर होती है।
3. उसकी संतानें बुद्धिमान तथा उन्नतिशील होती है।
4. उसे देव विद्याओं की प्राप्ति होती है।
5. उसकी मानोकामनाएँ पूर्ण होती हैं।
6. उस व्यक्ति की ख्याति फैलने लगती है।

इस प्रकार हम देखते हैं कि वटवृक्ष के नीचे स्थित मंदिर अपना विशिष्ट एवं त्वरित प्रभाव दर्शाते हैं। पूर्ण श्रृद्धा एवं विश्वास के साथ जो व्यक्ति ऐसे मंदिरों में अपने इष्ट का पूजन-स्मरण करता है वह परम लाभान्वित होता है – इसमें कतई संदेह नहीं हैं।

वटवृक्ष और स्तोत्र

प्रकृति में लाखों वृक्ष हैं किन्तु उन सभी में वटवृक्ष विलक्षण एवं पूज्यनीय वृक्ष है। पीपल के बाद यदि सर्वाधिक महत्व का कोई वृक्ष यदि है तो वह है बरगद का वृक्ष। घर के सबसे बुजुर्ग व्यक्ति को वटवृक्ष की संज्ञा ही दी जाती है। इस वृक्ष में, जैसा कि पूर्व में कहा गया है – समस्त देवी देवतागण विराजमान होते हैं – इसीलिये इस के नीचे किसी भी देवी देवता का स्तोत्र पढ़ने से उसका फल सैकड़ों गुना साधक को प्राप्त होता है क्योंकि एक प्रकार से साधक की आत्मा का संबंध यह वृक्ष सीधे ही उन शक्तियों से जोड़े देता है। नीचे कुछ स्तोत्र तथा इसके नीचे उनका वाचन करने से प्राप्त होने वाले सुफलों का वर्णन किया जा रहा है:-

जो व्यक्ति वटवृक्ष के नीचे प्रत्येक शनिवार के दिन प्रातः एवं संध्याकाल के समय **श्रीगणेश स्तोत्र** का पाठ करता है, उसे अधोलिखित लाभ होते हैं:

1. उसका बुद्धि बल बढ़ता है। उसे विद्या प्राप्त होती है। उसमें तार्किक शक्ति का विकास होता है।
2. उसके कार्यों में आने वाले विघ्न तथा बाधायें दूर होती हैं।
3. धन की कामना करने वाले को धन की प्राप्ति होती है।
4. पुत्र की कामना करने वाले को पुत्र की प्राप्ति होती है।
5. जो मृत्योपरान्त मोक्ष की कामना करता है तथा उसे मोक्ष प्राप्त होता है।
6. उसे आरोग्य, मान-सम्मान तथा आकर्षण की प्राप्ति होती है।

श्रीगणेश स्तोत्र निम्नानुसार है –

श्रीगणेशस्तोत्रम्

प्रणम्य शिरसा देवं, गौरी पुत्रं विनायकम् ।
भक्तावासं स्मरेन्नि त्यं आयुः कामार्थसिद्धये ।।१।।

प्रथमं वक्रतुण्डं च एक दन्तं द्वितीयकम् ।
तृतीयं कृष्णपिंगाक्ष गजवक्त्रं चतुर्थकम् ।।२।।

लम्बोदरं पंचम षष्ठं विकट मेव च ।
सप्तमं विघ्नराजेन्द्रं, धूम्रवर्णंतथाष्टकम् ।।३।।

नवमं भाल चन्द्रं च दशमं तु विनायकम् ।
एकादशं गणपतिं, द्वादशं तु गजाननम् ।।४।।

द्वादशै तानि नामानि त्रि सन्धयं यः पठेन्नरः ।
न च विघ्नभयं तस्य सर्वसिद्धिकरं परम् ।।५।।

विद्यार्थी लभते विद्यां धनार्थीलभतेधनम् ।
पुत्रार्थी लभते पुत्रान् मोक्षार्थी लभते गतिम् ।।६।।

जपेद गणपति स्तोत्रं षड्भिर्मासैः फलं लभते ।
संवत्सरेण सिद्धिं च लभते नात्र संशयः ।।७।।

अष्टभ्यो ब्राह्मणेभ्यश्च लिखित्वायः समर्पयेत् ।
तस्य विद्याभावेत् सर्वा गणेशस्य प्रसादतः ।।८।।

जो व्यक्ति प्रत्येक शनिवार को प्रातः कालः वटवृक्ष के नीचे घी का दीपक लगाकर लक्ष्मी स्तोत्र का पाठ 1, 3 अथवा 5 बार करता है, उसे शीघ्र ही निम्नांकित लाभ दृष्टिगोचर होते है:-

1. उसके धनागमन के स्त्रोतों में वृद्धि होती है तथा धन की बचत होती है। बरकत में वृद्धि होती है।
2. उसे कर्ज़ से शनैः – शनैः मुक्ति मिलती है अथवा उसके कर्ज में न्यूनता आती है।

3. उसका रूका हुआ पैसा उसे प्राप्त हो जाता है। अचानक लाभ भी होता है।

4. उसके घर में भौतिक सुख साधनों की वृद्धि होती है इस प्रकार उकसे सुख में वृद्धि होती है।

5. उसके द्वारा आभूषणों का क्रय किया जाता है। उसके पशुधन में भी वृद्धि होती है।

6. उसके घर चोरी, आगजनी इत्यादि घटनायें नहीं होती उसे धोखे की संभावना भी नहीं होती है।

लक्ष्मी स्तोत्र निम्नानुसार है:

लक्ष्मीस्तोत्रम्

सिंहासनगतः शक्रस्सम्प्राप्य त्रिदिवं पुनः ।
देवराज्ये स्थितो देवीं तुष्टावाब्जकरां ततः ।।१।।

इन्द्र उवाच

नमस्ये सर्वलोकानां जननीमब्जसम्भवाम्।
श्रियमुन्निद्रपद्माक्षीं विष्णुवक्षःस्थलस्थिताम् ।।२।।

पद्मालयां पद्मकरां पद्मपत्रनिभेक्षणाम् ।
वन्दे पद्ममुखीं देवीं पद्मनाभप्रियामहम् ।।३।।

त्वं सिद्धिस्त्वं स्वधा स्वाहा सुधा त्वं लोकपावनी ।
सन्ध्या रात्रिः प्रभा भूतिर्मेधा श्रद्धा सरस्वती ।।४।।

यज्ञविद्या महाविद्या गुह्यविद्या च शोभने ।
आत्मविद्या च देवि त्वं विमुक्तिफलदायिनी ।।५।।

आन्वीक्षिकी त्रयी वार्ता दण्डनीतिस्त्वमेव च ।
सौम्यासौम्यैर्जगद्रूपैस्त्वयैतद्देवि पूरितम् ।।६।।

का त्वन्या त्वामृते देवि सर्वयज्ञमयं वपः ।
अध्यास्ते देवदेवस्य योगिचिन्त्यं गदाभृतः ।।७।।

त्वया देवि परित्यक्तं सकलं भुवनत्रयाम् ।
विनष्टप्रायमभवत्त्वयेदानीं समेधितम् ।।८।।

दाराः पुत्रास्तथागारसुहृद्धान्यधनादिकम् ।
भवेत्येतन्महाभागे नित्यं त्वद्वीक्षणान्नृणाम् ।।९।।

शरीरारोग्यमैश्वर्यमरिपक्षक्षयः सुखम् ।
देवि त्वद्दृष्टिदृष्टानां पुरुषाणां न दुर्लभम् ।।१०।।

त्वं माता सर्वलोकानां देवदेवो हरिः पिता ।
त्वैयतीद्वष्णुना चाम्ब जगद्व्याप्तं चराचरम् ।।११।।

मा नः कोशं तथा गोष्ठं मा गृह मा परिच्छदम् ।
मा शरीरं कलत्रं च त्यजेथाः सर्वपावनि ।।१२।।

मा पुत्रान्मा सुहृद्वर्गं मा पशून्मा विभूषणम् ।
त्यजेथा मम देवस्य विष्णोर्वक्षःस्थलालये ।।१३।।

सत्त्वेन सत्यशौचाभ्यां तथा शीलादिभिर्गुणैः ।
त्यज्यन्ते ते नराः सद्यः सन्त्यक्ता ये त्वयामले ।।१४।।

त्वया विलोकिताः सद्यः शीलाद्यैरखिलैर्गुणैः ।
कलैश्वर्यैश्च युज्यन्ते पुरुषा निर्गुणा अपि ।।१५।।

स श्लाघ्यः स गुणी धन्यः स कुलीनः स बुद्धिमान् ।
स शूरः स च विक्रान्तोयस्त्वया देवि वीक्षितः ।।१६।।

सद्यो वैगुण्यमायान्ति शीलाद्याः सकला गुणाः ।
पराङ्मुखी जगद्धात्री यस्य त्वं विष्णुवल्लभे ।।१७।।

न ते वर्णयितुं शक्ता गुणाञ्जिह्वापि वेधसः ।
प्रसीद देवि पद्माक्षि मास्मांस्त्याक्षीः कदाचन ।।१८।।

श्रीपराशर उवाच

एवं श्रीः संस्तुता सम्यक् प्राह देवी शतक्रतुम् ।
श्रृण्वतां सर्वदेवानां सर्वभूतस्थिता द्विज ।।१९।।

श्रीरुवाच

परितुष्टास्मि देवेश स्तोत्रेणानेन ते हरे ।
वरं वृणीष्व यस्त्विष्टे वरदाहं तवागता ।।२०।।

प्रत्येक शनिवार को जो व्यक्ति बरगद के वृक्ष के नीचे प्रातःकाल एवं सायंकाल के समय श्री विष्णुस्तोत्र का पाठ 5-5 बार करता है, एसे निम्नांकित लाभ शनैः शनैः दिखाई देते हैं:-

1. उस पर लक्ष्मी प्रसन्न होती है तथा उसके यहाँ लक्ष्मी भी स्थिर होती है और धन संबंधी समस्या नहीं होती। उसकी तिजोरी कभी खाली नहीं होती।
2. उसके कर्ज में शनैः शनैः न्यूनता आती है।
3. उसके मनोवांछित कार्य सम्पन्न होने लगते है।
4. उसके मान-सम्मान तथा सामाजिक स्तर में वृद्धि होती है।
5. उसे तथा उसके परिजनों को आरोग्य प्राप्त होता है तथा उसके आकर्षण में वृद्धि होती है।
6. उसके परिवार की स्त्रियाँ एवं संतानें सुखी रहती है। संतानों के विवाह हो जाते है।

श्रीविष्णुपंजर स्तोत्र निम्नानुसार है:-

श्रीविष्णुपञ्जर स्तोत्र

त्रिपुरं जध्नुपः पूर्व ब्रह्मणा विष्णुपञ्जरम् ।
शंकरस्य द्विजश्रेष्ठ रक्षणाय निरूपितम् ।।१।।
वागीशेन च शकस्य बलं हन्तुं प्रयास्यतः ।
तस्य स्वरूपं वक्ष्यामि तत् स्वं श्रृणु अयादिमत् ।।२।।
विष्णुः प्राच्यां स्थितश्चकी हरिर्दक्षिणतो गदी ।
प्रतिक्ष्यां शार्ङ्गधृग विष्णुर्जिष्णुः खड्गी ममोत्तरे ।।३।।
हृषीकेशो विकोणेषु तच्छिद्रेपु जनार्दनः ।
क्रोडरूपी हरिर्भूमौ नरसिंहोऽम्बरे मम ।।४।।
क्षुरान्तममलं चक्रं भ्रमत्येतत् सुदर्शनम् ।
अस्यांशुमाला दुष्प्रेक्ष्या हन्तुं प्रेतनिशाचरान् ।।५।।
गदा चेयं सहस्राचिंः प्रदीप्तपावकोज्ज्वला ।
रक्षोभूतपिशाचनां डाकिनीनां च नाशनी ।।६।।
शार्ङ्गविस्फूर्जितं चैव वासुदेवस्य मद्रिपून् ।
तिर्यङ्मनुष्यकूष्माण्डप्रेतादीन् हन्त्वशेषतः ।।७।।
खड्गधारोज्ज्वलज्योत्स्नानिर्धूता ये समाह्निताः।
ते यान्तु शाम्यतां सद्यो गरुडेनेव पन्नगाः ।।८।।
ये कूष्माण्डास्तथा यक्षा ये दैत्या ये निशाचराः ।
प्रेता विनायकाः क्रूरा मनुष्या जम्भगाः खगाः ।।९।।
सिंहादयश्च पशवो दंदशूकाश्च पन्नगाः ।
सर्वे भवन्तु ते सौम्याः कृष्णशङ्खरवाहताः ।।१०।।
चित्तवृत्तिहरा ये मे ये जनाः स्मृतिहारकाः ।
बलौजसां च हर्तारश्छायाविभ्रंशकाश्च ये ।।११।।
बुध्दिस्वास्थ्यं मनः स्वास्थ्यं स्वास्थ्यमैन्द्रियकं तथा ।
ममास्तु देवदेवस्य वासुदेवस्य किर्तनात् ।।१२।।
पृष्ठेपुरस्तान्मम दक्षिणोत्तरे विकोणतश्चास्तु जनार्दनो हरिः ।
तमीडयमीशानमनन्तमच्युतं जनार्दनं प्रणिपतितो न सीदति ।। १३।।
यथा परं ब्रह्म हरिस्तथा परो जगत्सवरूपश्च स एव केशवः ।
सत्येन तेनाच्युतनामकीर्तनात् प्रणाशयेत्तु त्रिविधं ममाशुभम् ।।१४।।

जो व्यक्ति वटवृक्ष के नीचे बैठकर धूपादि के साथ रूद्राष्टक का प्रति सोमवार 3 अथवा 5 बार वाचन करता है, उसे निम्न लाभ दृष्टिगोचर होते हैं:-

1. उस पर तंत्र-मंत्र अथवा टोने – टोटके का प्रभाव नहीं पड़ता।
2. उसे किसी भी प्रकार का नजरदोष प्रभावित नहीं करता।
3. उसकी रोग अथवा दुर्घटना इत्यादि के कारण अकाल मृत्यु नहीं होती।
4. उसे रात्रिकाल में डरावने स्वप्न नहीं आते तथा डर नहीं लगता।
5. उसका कालसर्प दोष शांत होता है। सर्प हत्या के दोष से मुक्ति मिलती है।
6. उसे ध्यानयोग में सफलता प्राप्त होती है आध्यात्मिक उन्नति होती है।

रूद्राष्टक निम्नानुसार है:

रूद्राष्टकम्

नमामीशमीशान निर्वाणरूपं । विभुं व्यापकं ब्रह्मवेदस्वरूपं ।
निजं निर्गुणं निर्विकल्पं निरीहं । चिदाकाशमाकाशवासं भजेऽहं ।।१।।
निराकारमोंकारमूलं तुरीयं । गिरा ग्यान गोतितमीशं गिरीशं ।
करालं महाकाल कालं कृपालं । गुणागार संसारपारं नतोऽहं ।।२।।
तुषाराद्रि संकाश गौर गभीरं । मनोभूत कोटि प्रभा श्री शरीरं ।
स्फुरन्मौलि कल्लोलिनी चारू गंगा । लसद्भालबालेन्दु कंठे भुजंगा ।।३।।
चलत्कुंडलं भ्रू सुनेत्रं विशालं । प्रसन्नाननं नीलकंठं दयालं ।
मृगाधीशचर्माम्बिरं मुण्डमालं । प्रियं शंकरं सर्वनाथं भजामि ।।४।।
प्रचंडं प्रत्कृष्टं प्रगल्भं परेशं । अखंडं अजं भानुकोटिप्रकाशं ।
त्रयः शूल निर्मूलनं शूलपाणिं । भजेऽहं भवानीपतिं भावगम्यं ।।५।।
कलातीत कल्याण कल्पान्तकारी । सदा सज्जनानन्ददाता पुरारी ।
चिदानंद संदोह मोहापहारी । प्रसीद प्रसीद प्रभो मन्मथारी ।।६।।
न यावद् उमानाथ पादारविन्दं । भजंतीह लोके परे वा नराणां ।
न तावत्सुखं शान्ति सन्तापनार्श । प्रसीद प्रभो सर्वभूताधिवासं ।।७।।
जानामि योग जपं नैव पूजा । नतोऽहं सदा सर्वदा शम्भु तुभ्यं ।
जरा जन्म दुःखौघ तातप्यमानं । प्रभो पाहि अपन्नमामीश शंभो ।।८।।

रूद्राष्टकमिदं प्रोक्तं विप्रेण हरतोषये ।
ये पठन्ति नरा भक्त्या तेषां शम्भुः प्रसीदति ।।

जो व्यक्ति वटवृक्ष के समीप बैठकर, उस पर जलार्पित कर वहाँ घी का दीपक लगाकर संकट मोचन स्तोत्र का पाठ 5 बार प्रतिदिन करता है, उसे निम्नलिखित लाभ होते हैं:-

1. उसके बुद्धिबल में विकास होता है।
2. उसकी समस्त विघ्न बाधायें दूर होती हैं।
3. उसपर ओन वाले संकट क्षीण होते हैं।
4. उसके शत्रुओं का शमन होता हैं, कोर्ट कचहरी में उसे विजय प्राप्त होती है।
5. उनका जीवन सुखी होता है, उन्हें आरोग्य प्राप्त होता है।
6. उन्हें विद्या प्राप्ति में आने वाली बाधाओं से छुटकारा मिलता है।
7. तंत्र-मंत्र भूत प्रेतादि का कुप्रभाव नहीं पड़ता हैं।

संकट मोचन स्तोत्र निम्नानुसार है:-

संकष्टमोचनस्तोत्रम्

सिन्दूरपूररूचिरो बलवीर्यसिंधुर्बुद्धिप्रवाहनिधिरभ्दुतवैभवश्रीः ।
दीनार्तिदावदहनो वरदो वरेण्यः संकष्टमोचनविभुस्तनुतां शुभं नः ।।१।।

जो सिन्दूर-स्त्रानसे सुन्दर देहयुक्त, बल-वीर्यके सागर, बुद्धि-प्रवाह के आकर और अदभुत ऐश्वर्य के धाम हैं, जो दीनोंके दु:खोंका नाश करने के लिये दारूणा दावानल के समान हैं तथा जो वरदान-तत्पर, सर्वकामपूरक, संकटघटाविदारक और सर्वव्यापी हैं, वे संकटमोचन प्रभु हम लोगों के लिये मंगलकारी हो।।1।।

सोत्साहलङ्घितमहार्णवपौरूषश्रीलङ्कापुरीप्रदहन प्रथितप्रभावः ।
घोराहवप्रमथितारिचमूप्रवीरः प्राभजंनिर्जयति मर्कटसार्वभौमः ।।२।।

उन वानरराज-चक्रवर्तीकी जय हो, जो उत्साहपूर्वक महासिन्धुको लाँघ गये, जिनकी पुरूषार्थ-लक्ष्मी देदीप्यमान है, लंकानगरी के दहनसे जिनकी प्रभाव-प्रभा दिग्दिगन्तव्याप्त है और जो घोर राम-रावण युद्ध में शत्रु-सेनाका मथन करने में महान वीर तथा प्रभज्य-पवनको आनन्द देनेवाले - पवनकुमार हैं।।2।।

द्रोणाचलानयनवर्णितभव्यभूतिः श्रीरामलक्ष्मणसहायकचक्रवर्ती ।
काशीस्थदक्षिणविराजितसौधमल्लः श्रीमारूतिर्विजयते भगवान् महेशः ।। ३ ।।

जो संजीवनीके लिये द्रोणगिरिको ही उठा लाये थे, जो सुन्दर भव्य विभूतिसम्पन्न, श्रीराम-लक्ष्मणके सेवक-सहाययकों में चक्रवर्तिशिरोमणि और मल्लवीर काशीपुरीके दक्षिण भाग-स्थित दिव्य भवनमें विराजमान हैं, ऐसे महेश-रूद्रावतार भगवान् मारूतिकी जय हो।।3।।

नूनं स्मृतोऽपि दयते भजतां कपीन्द्रः सम्पूजितो दिशति वाछिंतसिद्धिवृद्धिम् ।
सम्मोदकप्रिय उपैति परं प्रहर्षं रामायणश्रवणतः पठतां शरणयः ।।४।।

वे वानरराज स्मरणमात्रसे भक्तों पर दया करने वाले हैं और विधिपूर्वक सम्पूजित होने पर सभी मनोरथोंकी तथा सुख-समृद्धिकी पूर्ति-वृद्धि करने वाले हैं। वो मोदक (लड्डू) – प्रिय अथवा भक्तों को विशेष मुदित करने वाले हैं। रामायण-श्रवण से उन्हें परम हर्ष प्राप्त होता है और वे पाठकों की पूर्णयता रक्षा करने वाले हैं।।4।।

श्रीभारतप्रवरयुद्धरयोद्धतश्रीः पार्थैककेतनकरालविशालमूर्तिः ।
उच्चैर्घनाघटाविकटाट्हासः श्रीकृष्णपक्षभरणः शराणं ममास्तु ।।५।।

महाभारत-महायुद्ध में रथ पर जिनकी शोभा समुद्यत हुई है, पृथानन्दन अर्जुनके रथकेतु पर जिनकी विकराल विशाल मूर्ति विराजमान है, घनघोर मेघ-घटाके गम्भीर गर्जनके समान जिनका विकट अट्टहास है, ऐसे श्रीकृष्णपद्वा (पाण्डव-सैन्य) के पोषक (अदभुत चन्द्र) मेरे शरणदाता हों।। 5।।

जघ्ङालजघ्ङ उपमातिविदूरवेगो मुष्टिप्रहारपरिमूर्च्छितराक्षसेन्द्रः ।
श्रीरामकीर्तितपराक्रमणोद्धवश्रीः प्राकम्पनिर्विभुरूदचंतु भूतये नः ।।६।।

उन विशाल जघ्ड़वाले श्रीहनुमान वेग उपमासे रहित – अनुपम है, जिनकी मुष्टिके प्रहारसे राक्षसराज रावण मूर्च्छित हो गया था, जिनके पराक्रमकी अदभुत लीला कीर्तन स्वयं भगवान् श्रीराम करते हैं, ऐसे प्रकम्पन (मारूत) – नन्दन, सर्वव्यापक श्रीहनुमान हमें विभूति प्रदान करने के लिये तत्पर हों।।6।।

जो व्यक्ति प्रति शनिवार, लगातार 11 शनिवार तक निम्न "शनि अष्टोत्तरशत नामावलि" का पाठ करता है उसे नामावलि के नीचे लिखे हुए लाभ होते हैं प्रत्येक शनिवार इस नामावलि का पाठ करने के पूर्व उसे निम्न बातों का पालन भी करना है:-

1. स्नानादि से निवृत्त होकर प्रातः काल इसे करें।
2. वटवृक्ष पर शुद्ध जल अर्पित कर उसकी 11 परिक्रमा करें।
3. तदुरान्त वटवृक्ष के नीचे 2 अगरबत्तियाँ जलाकर लगायें।
4. सरसों के तेल का दीपक भी वहीं पर प्रज्वलित करें।
5. अब, वटवृक्ष के नीचे पश्चिमाभिमुख बैठकर निम्नांकित 108 शनि नाम-मंत्रों का जप करें। जप 3, 5 अथवा 7 बार भी कर सकते हैं।
6. अंत में बरगद को स्पर्श कर, उसको प्रणाम कर घर आ जायें।

शनि अष्टोत्तरशतनामावलि निम्नानुसार है–

ॐ शनैश्चराय नमः
ॐ वरेण्याय नमः
ॐ सुरलोकविहारिणे नमः
ॐ शरण्याय नमः
ॐ सुरवंन्द्याय नमः
ॐ सुन्दराय नमः
ॐ घनसारविलेपाय नमः
ॐ महनीयगुणात्मने नमः
ॐ शवार्य नमः
ॐ नीलवर्णाय नमः
ॐ निश्चलाय नमः
ॐ भेदास्पदस्वभावाय नमः

ॐ सर्वाभीष्ट प्रदायिने नमः
ॐ सौम्याय नमः
ॐ शान्ताय नमः
ॐ सर्वेशाय नमः
ॐ सुखासनोपविष्टाय नमः
ॐ घनरूपायः नमः
ॐ मन्दाय नमः
ॐ महेशाय नमः
ॐ चरस्थिरस्वभावाय नमः
ॐ नीलञ्जननिभाय नमः
ॐ विधीरूपाय नमः
ॐ वैराग्यदाय नमः

ॐ वीतरोगभयाय नमः
ॐ गूढाय नमः
ॐ गुणाढचाय नमः
ॐ आयुष्यकारणाय नमः
ॐ विविधागमवेदिने नमः
ॐ वरिष्ठाय नमः
ॐ घनाय नमः
ॐ खद्योताय नमः
ॐ मत्प्रपावनपादाय नमः
ॐ शततमणीरधारिणे नमः
ॐ नित्याय नमः
ॐ वेद्याय नमः
ॐ वज्जदेहाय नमः
ॐ विपत्परंपरेशाय नमः
ॐ कूर्माङ्गाय नमः
ॐ गोचराय नमः
ॐ आपदुद्धर्त्रे नमः
ॐ विधिस्तुत्याय नमः
ॐ गरिष्ठाय नमः
ॐ वामनाय नमः
ॐ कष्टोघनाशकर्त्रे नमः
ॐ भक्तिवश्याय नमः
ॐ वावनाय नमः
ॐ तनुप्रकाशदेहाय नमः
ॐ वशीकृतजनेशाय नमः
ॐ घननीलांबराय नमः
ॐ नित्याय नमः

ॐ विश्ववन्द्याय नमः
ॐ कुरूपिणे नमः
ॐ अविद्यामूलनाशाय नमः
ॐ विष्णुभक्ताय नमः
ॐ वन्द्याय नमः
ॐ वन्जांकुशधराय नमः
ॐ घनाभरणधारिणे नमः
ॐ मन्दचेष्टाय नमः
ॐ छायापुत्राय नमः
ॐ अचंचलाय नमः
ॐ नीलांबरविभूषाय नमः
ॐ विरोधाधारभूमये नमः
ॐ वीराय नमः
ॐ गृध्रवाहाय नमः
ॐ कुत्सिताय नमः
ॐ विद्याविद्यास्वरूपिणे नमः
ॐ वशिने नमः
ॐ विरूपाक्षाय नमः
ॐ वरदा भयहस्ताय नमः
ॐ श्रेष्ठाय नमः
ॐ स्तुत्याय नमः
ॐ भानपुत्राय नमः
ॐ धनदाय नमः
ॐ अशेषजनवन्द्याय नमः
ॐ खेचराय नमः
ॐ आर्यगणस्तुत्याय नमः
ॐ गुणात्मने नमः

ॐ नन्द्याय नमः
ॐ दीनार्तिहरणाय नमः
ॐ क्रूरचेष्टाय नमः
ॐ परिपोषितभक्ताय नमः
ॐ मितभाषिणे नमः
ॐ स्तोत्रगम्याय नमः
ॐ भव्याय नमः
ॐ धनुष्मते नमः
ॐ विशेषफलदायिने नमः
ॐ खगेशाय नमः
ॐ नीलच्छत्राय नमः
ॐ निरामयाय नमः
ॐ दिव्यदेहाय नमः
ॐ क्रूराय नमः
ॐ भक्तसंघमनोभीष्टफलदाय नमः
ॐ धीराय नमः
ॐ आर्यजनगण्याय नमः
ॐ कण्ठत्रपुत्रशत्रुत्वकारणाय नमः
ॐ ज्येष्ठापत्नीसमेताय नमः
ॐ पुष्टिदाय नमः
ॐ भानवे नमः
ॐ धनुर्मण्डलसंस्थाय नमः
ॐ तामसाय नमः
ॐ पशूनां पतये नमः
ॐ काठिन्यमानसाय नमः
ॐ निर्गुणाय नमः
ॐ वन्दनीयाय नमः
ॐ दैन्यनाशकराय नमः
ॐ कामक्रोधकराय नमः
ॐ परिभीतिहराय नमः

इस प्रकार उपरोक्त शनि अष्टोत्तरनामावलि का वट के नीचे बैठकर उपरोक्त बताई विधि के अनुसार पाठ करने से निम्न लाभ होते हैं –

1. उसकी पत्रिका में शनि यदि कमजोर हो तो वह बलवान होता है और इस प्रकार उसकी शनि संबंधी पीड़ा शांत होती है।
2. उसे न्याय प्राप्त होता है।
3. उसके शरीर की वात पीड़ायें शांत होती हैं।
4. उसे कार्य क्षेत्र में वृद्धि एवं मान सम्मान की प्राप्ति होती है।
5. उसके पिता का कष्ट दूर होता है।
6. शनि की साढ़े साती का प्रभाव उसपर न्यून होता है तथा शनि से संबंधित और भी ऋणात्मकताएँ दूर होती हैं।

वटवृक्ष और वास्तु

वास्तु एक विलक्षण विज्ञान है जिसके अंर्तगत पृथ्वी, अग्नि, वायु, जल एवं आकाश – इन पंच तत्वों को इस प्रकार समायोजित संतुलित किया जाता है कि जिसके कारण कोई भी भवन जो कि इन तत्वों के संतुलन अर्थात वास्तु विज्ञान के नियमों के अंर्तगत निर्मित किया जाता है तो उसके रहवासी आरोग्य, धन एवं ऐश्वर्य की प्राप्ति करते हैं, अमन चैन हासिल करते हैं। एक वास्तु सममत निर्माण कुछ अन्य कारणों से भी प्रभावित होता है जो कि अपरोक्ष रुप से पंचतत्वों के संतुलन पर धनात्मक अथवा ऋणात्मक प्रभाव डालते हैं। उदाहरणार्थ किसी भवन के समक्ष बड़ा गड्डा, कूप, खम्मा इत्यादि का बेध हो तो उस भवन के सहवासियों पर ऋणात्मक प्रभाव पड़ता है। इसी प्रकार उस भवन के समक्ष अथवा समीप में या पीछे की ओर उसी से लगा हुआ कोई मंदिर, खण्डहर अथवा ऐसी ही कोई रचना हो तो उसका भी नकारात्मक प्रभाव उस भवन के रहवासियों पर पड़ता है। इसी क्रम में वृक्ष भी किसी भवन के वास्तु पर और इस प्रकार उस घर के रहवासियों पर उनकी उपस्थिति से धनात्मक अथवा ऋणात्मक प्रभाव डालते हैं। किसी भी भवन में यदि वृक्षों की उपस्थिति शास्त्रसम्मत होती है तो उस दशा में उस घर के रहवासियों पर उस वास्तु का और भी धनात्मक असर होता है। यही बात विशेषरूप से वटवृक्ष आदि के लिये भी कही गयी है। प्राचीन भारतीय ग्रंथों में कहा गया है कि –

''भवनस्य पूर्व दिग्मागे वटः सर्वकामिकः।
उदुम्बरस्थत याम्ये वाकण्यां पिप्पलः शुभः।
प्लक्षश्चोन्तरतो धन्यो विपरीतास्तु वर्जयेत।।''

अर्थात– किसी भी भवन के पूर्व में बरगद का वृक्ष, पश्चिम में पीपल, उत्तर में पाकर तथा दक्षिण में गूलर का वृक्ष शुभ होता है। इसकी

विपरीत स्थितियाँ अर्थात पूर्व में पीपल, पश्चिम में बरगद, दक्षिण में पाकर तथा उत्तर में गूलर वृक्ष का होना अशुभ होता है। इन स्थितियों मे निम्न आरेखों में स्पष्ट किया गया है –

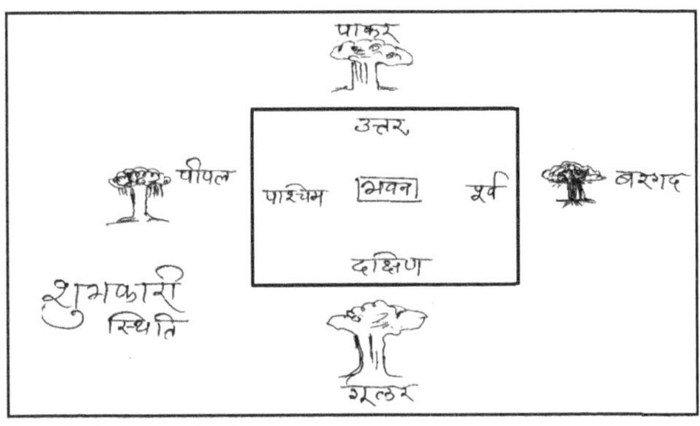

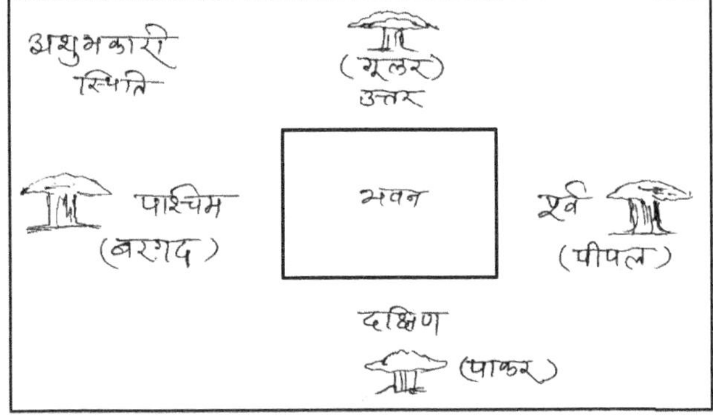

वटवृक्ष एवं वास्तु से जुड़े हुए कुछ अन्य महत्वपूर्ण तथ्य निम्न हैं

- किसी भवन अथवा फैक्ट्री की सीमा में वटवृक्ष उसके नैऋत्य कोण में हो तो भी वह धनात्मक होता है, उससे लाभ ही होता है।
- घर अथवा फैक्ट्री की सीमाओं में ईशान्य कोण में उपस्थित वटवृक्ष हानिकारक होता है।

- वटवृक्ष घर अथवा फैक्ट्री की सीमा में यदि ऋणात्मक स्थिति में हो तो भी उसे काटा नहीं जाता। ऐसी स्थिति में उसके विपरीत दिशा में अर्थात् यदि वटवृक्ष ईशान्य में हो तो नैऋत्य में और यदि पश्चिम में हो तो पूर्व में धनात्मक ऊर्जा प्रदान करने वाले किसी भी वृक्ष को लगा दें। निर्गुण्डी का पौधा सर्वश्रेष्ट होता है इस कार्य के लिये। निर्गुण्डी को 'सम्भालू' भी कहते हैं – अर्थात् ''सम्भालने वाला''। निर्गण्डी का लेटिन नाम ''वाईटैक्स नेगुण्डो'' (Vitex Negundo) है।
- यदि पड़ोस के वास्तु में वटवृक्ष हो तथा उसकी डालियाँ किसी अन्य वास्तु क्षेत्र में आ रही हों तो ऐसी स्थिति में उन डालियों को काटा-छाँटा भी नहीं जा सकता। इसके निवारणार्थ जिस तरफ वे डालियाँ आ रही हों उस तरफ तुलसी अथवा निर्गण्डी के पौधे लगा दें। तुलसी का पौधा काली जाति का हो।
- घर की दीवार अथवा सीमा के सटा हुआ कोई भी वटवृक्ष होने पर उस वृक्ष पर उस घर के रहवासियों में से जो भी कर सकें उन्हें उस वृक्ष पर नित्य जलार्पित करना चाहिये तथा प्रत्येक शनिवार को प्रातःकाल स्नानादि से निवृत्त होकर उसके नीचे कपूर मिश्रित घी का दीपक अवश्य जलाना चाहिये। ऐसा करने से प्रयोगकर्ता और उसके परिवारजन सुखी रहते हैं। उनका कल्याण होता है।

विशेषः-

बड़ का वृक्ष अतिविशाल होता है। यह स्थान भी बहुत ज्यादा घेरता है, शहरी क्षेत्र में छोटे-छोटे भूखण्ड होते हैं अतः घर की सीमा में इनका रोपण-पालन असंभव होता है फिर भी वटवृक्ष की उपस्थिति से लाभान्वित होने वाले व्यक्ति को वट का एक छोटा पौधा किसी गमले में लगाकर घर की सीमा में उस गमले को पूर्व दिशा की तरफ रख देना चाहिये। जब वह बड़ा होने लग जावे तब गमले से निकाल कर उसे किसी भी उपयुक्त स्थान पर रोप देना चाहिये तथा गमले में पुनः एक छोटा पौधा लगाकर घर में रख लेना चाहिये। ऐसा करने से दोहरा लाभ होगा – एक तो वास्तु सम्मत लाभ जिससे कि घर के रहवासी लाभान्वित होंगे और दूसरा वटवृक्ष रोपण का लाभ जो कि रोपणकर्ता को मृत्योपरान्त मोक्ष एवं सद्गति को देने वाला होगा।

वटवृक्ष और यंत्र

भारतीय प्राचीन ग्रंथों में तंत्र-मंत्र यंत्रादि के अनेक वर्णन प्राप्त होते हैं। तंत्र-मंत्र के प्रभावों के साथ-साथ यंत्र भी अपना विशिष्ट महत्व रखते हैं। असल यंत्रों में विशिष्ट आकृतियों अथवा अंकों को कुछ इस प्रकार समायोजित किया जाता है कि उनमें एक विशेष प्रकार की ऊर्जा का संचय होता है तथा उस ऊर्जा को वे प्रयोगकर्त्ता की ओर परावर्तित अथवा उत्सर्जित करते रहते हैं। यंत्रों के निर्माण में धातु/भोजपत्र तथा वांछित रंग अथवा पदार्थो का या फिर कलम का अपना विशिष्ट महत्व होता है। पुनः उनको आवश्यकता पड़ने पर कुछ खास मंत्रों के द्वारा आवेशित भी कर दिया जाता है जिससे उनके प्रभाव और भी त्वरित एवं तीव्रता के साथ होते हैं – इसी क्रम में यदि उन यंत्रों को स्थान विशेष पर लिखा जाता है अथवा बनाया जाता है या फिर अभिमंत्रित किया जाता है तेा निश्चय ही उनके प्रभाव में और भी बढ़ोत्तरी होती है – यह तथ्य संदेह से परे है। ऐसा पाया गया है कि वृक्षों के नीचे इन यंत्रों का निर्माण उन्हें और भी प्रभावशाली बना देता है और यदि वह वृक्ष बरगद का हो तब तो उस यंत्र की दिव्यता में चार चाँद लग जाते हैं। मैंने अपने गुरू को अनेक बार बरगद की छाया में बैठकर यंत्र निर्माण करते हुए देखा है। उनके अनुसार ''बरगद का आभा मण्डल यंत्रों को विशिष्ट ऊर्जा प्रदान करता है''।

नीचे कुछ विशिष्ट यंत्रों का उल्लेख किया जा रहा है जिन्हें बरगद के नीचे बनाकर तथा पूज कर उनके विशेष प्रभावों का और भी अधिक तीव्रता से लाभ लिया जा सकता है। इस कार्य में श्रृद्धा और विश्वास का होना अनिवार्य है:-

लक्ष्मी यंत्र/श्रीयंत्रः लक्ष्मी से संबंधित अनेक यंत्रों में से यूँ तो कोई भी यंत्र को वटवृक्ष के नीचे बनाकर पूजा जा सकता है। किन्तु निम्नांकित सरल यंत्रों में से किसी भी 1 या अधिक यंत्रों को वटवृक्ष के

नीचे बनाकर/पूजकर लाभान्वित हुआ जा सकता है। इन यंत्रों को या तो भोजपत्र पर, अनार की कलम से अष्टगंध की स्याही से पूर्वाभिमुख होकर बनाया जा सकता है अथवा धातु (ताम्र-रजत, स्वर्ण अथवा मिश्रधातु पर) बना बनाया यंत्र लेकर उसे वट के नीचे पूज लिया जाता है। भोजपत्र पर बने हुए यंत्र को भी सरल प्रकार से पूजकर उसके समक्ष ''ॐ हीं श्री हीं महालक्ष्मये नमः'' मंत्र की माला का जप किया जा सकता है। इसके पश्चात् यदि भोजपत्र पर निर्मित यंत्र हो तो फ्रेम में जड़वाकर और यदि धातु का यंत्र हो तो उसे वैसे ही धन रखने स्थान पर संभालकर रखा जाता है। इस यंत्र को नित्य अगरबत्ती का धूम्र अर्पण करने से/इसकी नित्यपूजा करने से निम्नांकित लाभ शीघ्र परिलक्षित होते हैं:

- साधक/धारक को धन प्राप्ति के योग निर्मित होते हैं उसके धन में वृद्धि होती है एवं उसके धन संचय में वृद्धि होती है।
- उसके सामाजिक स्तर में वृद्धि होती है, उसकी मान प्रतिष्ठा बढ़ती है।
- उसे आरोग्य प्राप्त होता है। उसके परिवार में समृद्धि आती है।
- उसके भौतिक सुख साधनों में एवं आभूषणों में वृद्धि होती हैं।
- उसके पशुधन में वृद्धि होती है।

कुछ लक्ष्मी यंत्र/श्रीयंत्र निम्नानुसार हैं:

श्री महालक्ष्मी चौतीसा यंत्रः

16	9	4	5
3	6	1	10
13	12	9	8
2	7	14	11

73	80	2	7
6	3	77	76
71	74	8	9
4	5	75	74

श्री यंत्र –

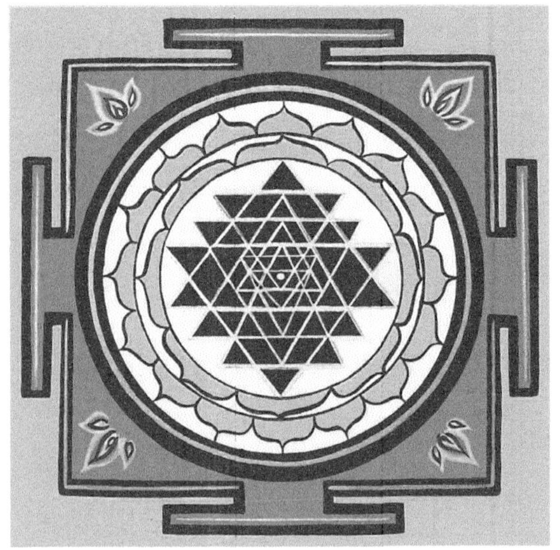

ऐश्वर्य एंव सफलतादायक विष्णु यंत्रः नीचे 2 विष्णु यंत्र दिये जा रहे हैं। इन्हें या तो वटवृक्ष के नीचे बैठकर, पूर्व दिशा की तरफ मुख करके, किसी निर्दोष भोजपत्र पर अनार की कलम से, अष्टगंध अथवा केसर की स्याही से बना लें अथवा पहले से ही इन्हें ताम्र, रजत अथवा स्वर्णपत्र पर बनवा लें तथा वटवृक्ष के नीचे, शनिवार अथवा गुरूवार

के दिन शुभमुहूर्त में इन्हें पूज लें। धातु के यंत्र को पूजने से पूर्व शुद्ध जल इत्यादि से स्नान कराना भी आवश्यक है। इन यंत्रों को पूजने के पश्चात् इन्हें घर लाकर पूजन में रख दें तथा नित्य इसके समक्ष कपूर मिश्रित घी का दीपक लगावें। यदि यंत्र को भोजपत्र पर बनाया हो तो उसे फ्रेम करवा लें अथवा लैमीनेट करवा लें ताकि वह खराब न हो। इन यंत्रों में से कोई भी 1 यंत्र को ही बनाना पर्याप्त है। यंत्र को जिस समय पूजें उस समय तथा नित्य इसके समक्ष ''ॐ विष्णुवै नमः'' तथा ''ॐ नमो भगवते वासुदेवाय'' मंत्र की एक-एक माला अवश्य जपें। इस यंत्र से निम्नांकित लाभ होते हैं –

1. उस व्यक्ति के धन – ऐश्वर्य में वृद्धि होती है।
2. धनागम बढ़ता है जिसके कारण अधिक बचत होती है, कर्ज से मुक्ति भी मिलती है।
3. उसके कार्य निर्विघ्न सम्पन्न होते है।
4. उसके आभूषणों एवं पशुधन में वृद्धि होती है।
5. उसे सफलता एवं सम्मान प्राप्त होता है, समाज में अच्छा स्थान मिलता है।

विष्णु यंत्र निम्नानुसार हैं:

नीचे 2 यंत्र दिये जा रहे हैं इसमें से किसी एक को बनाकर रखना पर्याप्त है।

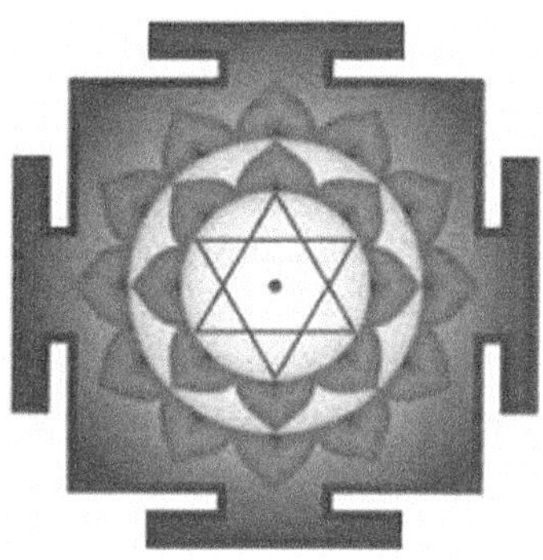

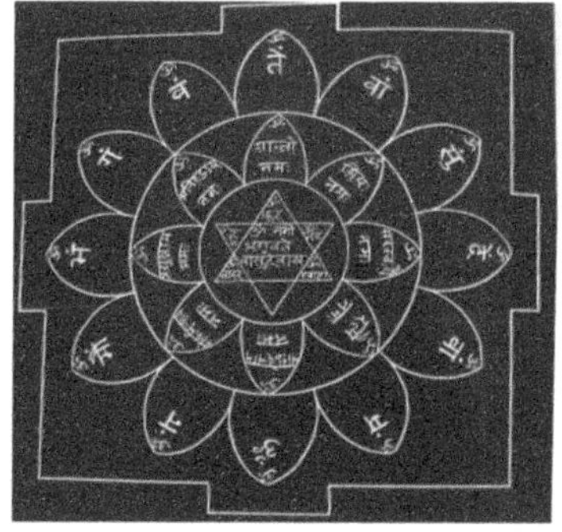

जेब में रखा जानेवाला एक प्रभावी यंत्रः

नीचे एक विचित्र यंत्र दिया जा रहा है। इसके चिन्हों को क्यों और कैसे स्थापित किया गया है – इसकी गहराई में न जाते हुए केवल इसके प्रभाव पर ही ध्यान दें। इस यंत्र को जिस दिन गुरू-पुष्य योग हो अर्थात् गुरूवार को पुष्य नक्षत्र पड़े उस दिन में 11:45 से 12:15 के मध्य अर्थात् अभिजित मुहूर्त में स्नानादि से निवृत्त होकर वटवृक्ष के नीचे बनवाना प्रारंभ करना चाहिये। इसे एक 3"×3" के आकार के अल्प मोटे सफेद गत्ते पर लाल स्याही से बनाना चाहिये। बनाने के पश्चात् इस पर केशर के छींटे मारें तथा धूप दीपादि से इसका सरल पूजन करलें। इसके पश्चात् इसका लैमीनेशन करवा लें। इस यंत्र को अपनी शर्ट के ऊपरी जेब में रखें। जिस समय शर्ट न पहनें हों अर्थात् घर में हों उस समय यह यंत्र शर्ट के साथ ही टँगा रहेगा। इस यंत्र को यथाविधि बनाकर रखने वाले को निम्नलिखित लाभ होते हैः

1. उसके कार्यों में विघ्न-बाधायें नहीं आती। उसके कार्य रूकते नहीं।
2. उसको धन-धान्य की कमी नहीं रहती।
3. उसकी सामाजिक प्रतिष्ठा बढ़ती हैं।
4. उसमें आकर्षण बढ़ता है। उसके कथन का प्रभाव लोगो पर पड़ता है।
5. उसको दुर्घटनाओं का सामना नहीं करना पड़ता ।
6. उसे शत्रु पीड़ित नहीं करते।
7. नौकरी अथवा कारोबार में वह संतुष्ट रहता है।

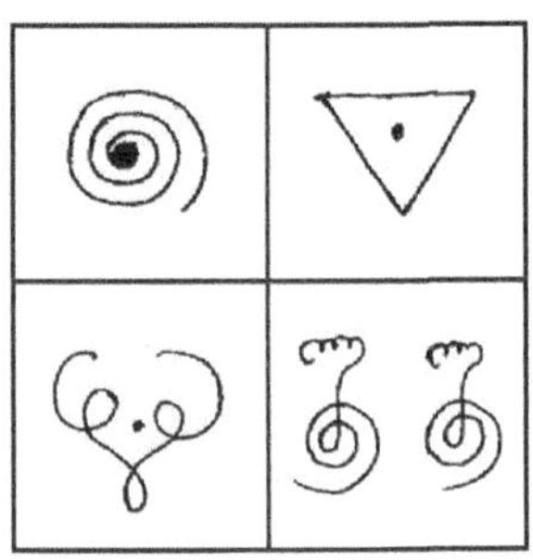

इसी प्रकार वटवृक्ष के नीचे अधोलिखित यंत्र को बनाकर लैमिनेट करवाकर जेब में रखने से भी वही लाभ होते हैं।

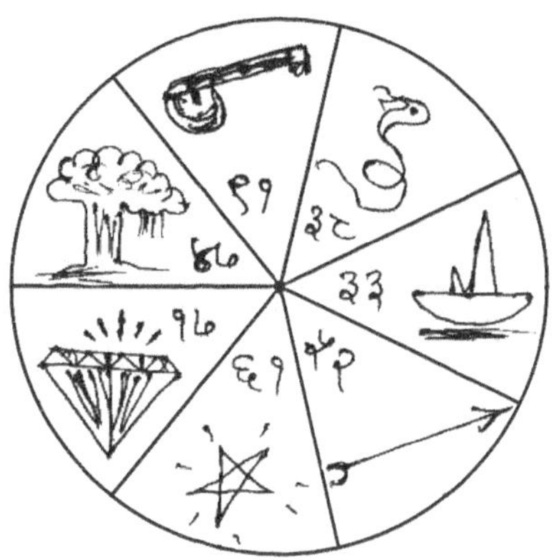

पितृदोषनाशक यंत्रः

इस यंत्र को अमावस्या के दिन वटवृक्ष के नीचे अभिजित काल (11:45 से 12:15 के बीच) में वटवृक्ष के नीचे किसी छिद्ररहित चौरस भोजपत्र पर करंज की अथवा बिल्व की कलम एवं केसर की स्याही से पश्चिमाभिमुख होकर बनावें अथवा धातु का पूर्व में बना हुआ यंत्र लाकर वटवृक्ष के नीचे उसे स्नानादि कराकर एक लकड़ी के पटिये पर रखकर उसके समक्ष निम्न मंत्र का जप कम से कम 5 माला करें। भोजपत्र पर बनाये हुए यंत्र पर भी यही विधान लागू करें केवल उसे स्नान कराने की आवश्यकता नहीं है।

मंत्र इस प्रकार है – **''ॐ पितृाय नमः''**

इस प्रकार अभिमंत्रित यंत्र को लाकर 3 दिनों तक घर में किसी पवित्र स्थान पर स्थापित करें। तीनों दिन इसके समक्ष कपूर जलावें तथा बैठकर उक्त मंत्र की 1 माला का जप करें। इसके पश्चात् इसे किसी पवित नदी में प्रवाहित कर दें। ऐसा करने से पितृदोष की शांति होती है तथा पितृदोष जनित कोई भी बाधा नहीं रहती है। प्रयोगकर्त्ता पर पितृ प्रसन्न होते हैं जिसके कारण उसका तथा उसके परिवार का सर्वार्थ कल्याण होता है।

यंत्र इस प्रकार हैं –

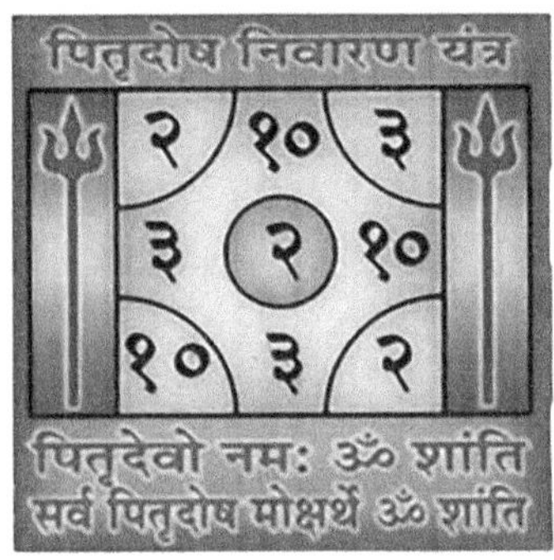

अभीष्ट कार्य की सिद्धि हेतु वट के नीचे गाड़ा जाने वाला एक विशिष्ट यंत्रः-

नीचे एक सरल प्रकार का यंत्र दिया जा रहा है उसे बनाकर इस का योग्य प्रयोग करने से प्रयोगकर्त्ता के कार्य सिद्ध होते हैं। यंत्र को एक सफेद कोरे कागज पर ही बनाना पड़ता है तथा कागज पर इसे कोयले की स्याही से अथवा किसी भी काली स्याही से वटवृक्ष के नीचे पश्चिम दिशा की तरफ मुख करके बनाया जाता है। इसको बनाने हेतु शनिवार का दिन सर्वोपयुक्त होता है तथा इसे सुबह सबेरे स्नान करने के पश्चात् बनाना बेहतर होता है। इसे बनाने वाला साथ में एक सूखा नारियल का गोला, अल्प मात्रा में पिसी हुई शक्कर, शहद तथा थोड़ा सा मावा भी साथ ले जावे। यंत्र को वट के नीचे बनाने के पश्चात् जहाँ ''समस्या'' लिखा है वहाँ उस समस्या को लिखना है जिसे कि हल किया जाना है जैसे कि ''शत्रु के द्वारा पीड़ित किये जाने की समस्या'' ''कर्ज की समस्या'', ''दुःस्वप्न आने की समस्या'', ''जमीन न बिक पाने की समस्या'', ''अशांति की समस्या'' आदि। इस प्रकार जो भी समस्या हो उसे लिखकर इस यंत्र पर थोड़ा सा शहद चुपड दें। अब, नारियल के सूखे गोले में एक सुराख करें ताकि इसे उसके भीतर घड़ी करके प्रवेश कराया जा सके। इस यंत्र को उसमें प्रवेश करा देने के पश्चात इसमें मावा और शक्कर भर दें। इसके पश्चात् वट के नीचे कहीं भी एक गड्ढा करें तथा उसमें इस नारियल के सूखे गोले को गाड़ दे।

गाड़ते समय इस बात का ध्यान रखें कि इसका छिद्र बाहर दिखें। ऐसा इसलिये ताकि उसमें चीटिंयाँ प्रवेश कर सकें। इस प्रयोग को समाप्त कर घर आ जावें। यह गोला और इसके पदार्थ को चींटियाँ जैसे-जैसे खाकर समाप्त करेंगी वैसे-वैसे इस पर लिखी समस्या न्यून होने लगती है। एक बार में एक समस्या ही लिखें।

यंत्र इस प्रकार है –

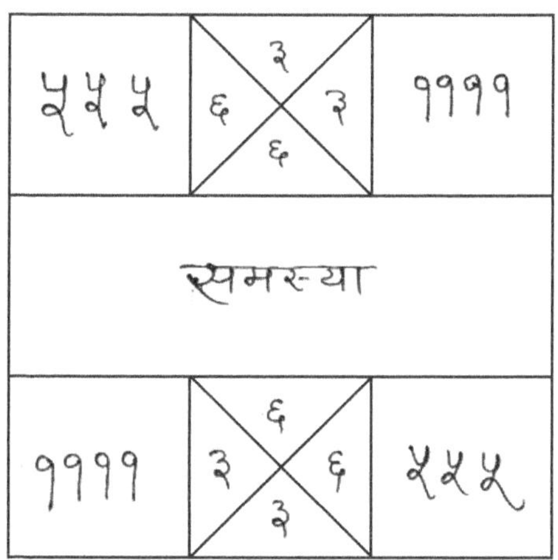

वटवृक्ष के नीचे दीपावली पर बनाया जाने वाला विशेष यंत्रः-

यह एक सरल किन्तु प्रभावी यंत्र है। इसे दीपावली पर वटवृक्ष के नीचे बनाकर लक्ष्मीपूजन के साथ पूजकर रखनेवाले को निम्नांकित प्रमुख लाभ होते हैं –

1. उस पर लक्ष्मी की विशेष कृपा शनैः शनैः होने लगती है।
2. उसके यहाँ धन का अपव्यय नहीं होता, लक्ष्मी स्थिर होती है।
3. उसके भौतिक सुख-साधनों में वृद्धि होती है।
4. उसके ऐश्वर्य एवं सामाजिक स्तर में वृद्धि होती है।
5. समाज में उसकी प्रतिष्ठा बढ़ती है, वह पुरस्कृत होता है।
6. उसकी स्त्री सुखी होती हैं, संतानें उन्नति करती हैं।

इस यंत्र को दीपावली के दिन, शुभमुहूर्त में कुशा के आसन पर बैठकर, उत्तर दिशा की तरफ मुख करके, किसी निर्दोष भोजपत्र पर केसर की स्याही तथा अनार की कलम से बनाया जाता है। इसे बना कर वटवृक्ष के नीचे ही इसकी कपूर से आरती करके इसे घर ले आते हैं। रात्रिकाल में लक्ष्मीपूजन के साथ-साथ इस यंत्र का भी पूजन कर लिया जाता है। लक्ष्मी के साथ-साथ इसे भी उठा लिया जाता है तथा बाद में, फ्रेम में जड़वाकर पूजा स्थल पर रख दिया जाता है। इस यंत्र के नित्य पूजने वाला उपरोक्तानुसार परम लाभान्वित होता है।

यंत्र इस प्रकार है –

८	१५	२	७
६	३	१२	११
१४	९	८	१
४	५	१०	१३

इस यंत्र को ताम्र, रजत अथवा स्वर्ण पत्र पर भी बनवाया जा सकता है। ऐसी स्थिति में इसे दीपावली के दिन पहले वटवृक्ष के नीचे पूज लें तदन्तर दीपावली लक्ष्मी पूजन में रखें।

वटवृक्ष और बीसा यंत्रः-

किसी भी गुरूवार को शुभमुहूर्त में अथवा जिसदिन गुरू-पुष्य योग हो अथवा जिस दिन रविवार को पुष्य नक्षत्र पड़े उस दिन वटवृक्ष के नीचे

स्नानादि से निवृत्त होकर, किसी सूती अथवा कुशा के आसन पर पूर्वाभिमुख बैठकर एक साफ, छिद्ररहित, चौकोर भोज पत्र पर अनार की कलम एवं केसर की स्याही से नीचे दिये गये बीसा यंत्र का निर्माण कर लें। जिस समय इसे बनावें उस समय मौन रहें तथा बना लेने के पश्चात् वहीं पर इस यंत्र का कंकु-अक्षत से पूजन करके, कपूर से इसकी आरती उतार लें। घर लाकर इसे फ्रेम करवा कर पूजन में रख दें। नित्य इसे धूप-दीप दिखावें। ऐसा करने से निम्नलिखित लाभ होते हैं –

1. घर में लक्ष्मी का वास होता है, धनागम में वृद्धि होती है।
2. कर्ज शनैः शनैः समाप्त होता है।
3. शत्रु परास्त होते हैं या खड़े ही नहीं होते।
4. घर में आरोग्य का वास रहता है।
5. घर के बच्चे एवं स्त्रीजाति का विशेष कल्याण होता है।
6. घर में व्यर्थ नुकसान नहीं होता।

यंत्र इस प्रकार है –

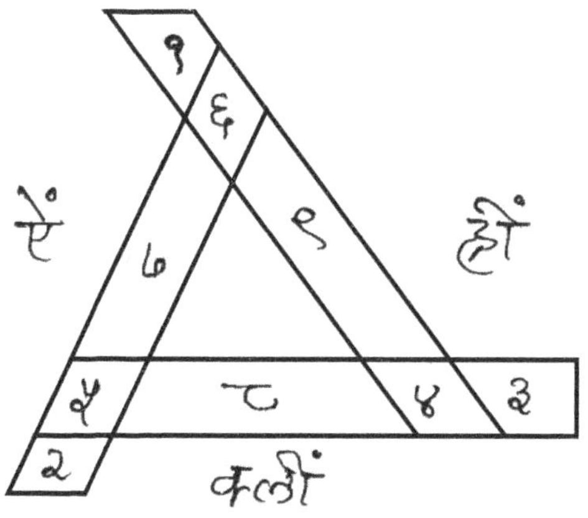

वटवृक्ष और पंद्रहैया यंत्र

विभिन्न प्रकार के यंत्रों में पंद्रहैया यंत्रों का विशिष्ट स्थान है। अन्य यंत्रों की तुलना में ये परम प्रभावी होते हैं – साथ ही इनका निर्माण भी आसानी से हो जाता है। इसमें भी एक विशिष्ट बात और भी है – वो ये कि इन यंत्रों का निर्माण कई प्रकार से होता है अर्थात् इनमें जिन-जिन संख्याओं का प्रयोग होता है उन्हें अलग-अलग यंत्रों में पृथक-पृथक स्थान पर रखा जाता है। संख्याओं के स्थान बदलने से उनके फल भी पृथक-पृथक होते हैं। प्रत्येक यंत्र को बिना कटेफटे 3″×3″ के चौरस भोजपत्र पर बनाना होता है।

एकलाक्षर यंत्रों का राजा है – पंद्रहैया यंत्र। इस यंत्र में 1 से लेकर 9 अंकों तक के मूल अंकों का प्रयोग 9 खानों (वर्गों) में बड़ी ही विशिष्टता के साथ किया गया होता है कि किसी भी ओर से अंकों का योग करने पर वह योग 15 ही आता है। अंकों को जिन 9 वर्गों में लिखा जाता है वे नौ शक्तियों अथवा नवग्रहों के प्रतीक होते हैं तथा उनमें लिखे गये अंकों के स्थानीयमान के आधार पर ही इसके फल आधारित होते हैं। विभिन्न स्थितियों में (क्योंकि ये अलग-अलग प्रकार से बनते हैं) इस यंत्र से क्या-क्या लाभ होते हैं, इन्हीं यंत्र के साथ लिखा गया है। इस यंत्र के निर्माण से संबंधित कुछ निर्देश अधोलिखित हैं:-

1. वांछित पंद्रहैया यंत्र को किसी भी दिन शुभमुहूर्त में बनाया जा सकता है। गुरूपुष्य योग, रविपुष्य योग, महाशिवरात्रि, दीपावली, जन्माष्टमी तथा गुढ़ी पड़वा इसके लिये विशेष शुभ मुहूर्त होते हैं।
2. वटवृक्ष के नीचे पूर्वाभिमुख होकर इसे बनावें।
3. जिस दिन रिक्त तिथि अथवा भद्रा हो, उस दिन इसे न बनावें।
4. इसे भोजपत्र के वर्गाकार टुकड़ें पर अथवा धातुपत्र पर बनाया जा सकता है। भोजपत्र छिद्ररहित एवं निर्दोष हो।

5. जब इसे भोजपत्र पर बनायें, तब इसके लिये अष्टगंध अथवा केसर की स्याही एवं अनार अथवा बिल्व की कलम का प्रयोग करें।
6. जब इसे धातुपत्र पर बनायें या बनवायें तब यह धातुपत्र पर उभरे हुए अंकों के साथ निर्मित हो। धातुपत्र ताम्र, रजत अथवा स्वर्ण का हो अथवा त्रिधातुओं से निर्मित हो। धातुपत्र वर्गाकार हो।
7. धातुपत्र पर बने हुए यंत्र को शुभमुहूर्त में दुग्ध एवं गंगाजल से स्नान करायें। तदन्तर इस पर केसर का लेप करें। इसके पश्चात् इसका पूजन करें। यह कार्य वट के नीचे ही करें।
8. यदि भोजपत्र पर इसे बनाया गया हो तो पहले इसका सरल पूजन कर लें, तदुपरान्त इसे लेमीनेट करवा लें अथवा फ्रेम करवा कर पूजनस्थल पर रखें।
9. इसका पूजन करते समय इसे लकड़ी की चौकी पर एक स्वच्छ लाल अथवा पीला वस्त्र बिछाकर, इस पर कंकु-अक्षतादि छिड़कें। इसकी कपूर से आरती उतारें। साथ ही पुष्पादि भी इस पर चढ़ावें। पूजन करने से यंत्र को क्षति न पहुँचे – इसका ध्यान रखें।

यंत्र निर्माणः

प्रत्येक यंत्र को लिखते समय 2"×2" इंच अथवा 3"×3" इंच या इसी प्रकार अन्य अनुपात में एक वर्ग बनाकर उसमें निम्नानुसार 9 वर्गों का निर्माण करें।

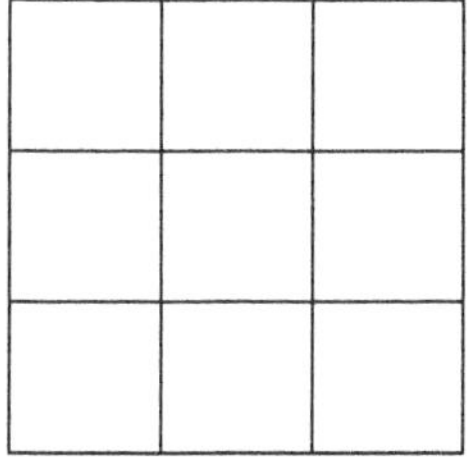

उक्त वर्ग बनाने के पश्चात् उनमें 1 से 9 तक के अंक जिस भी प्रकार का पंद्रहैया यंत्र बनाना हो, उसमें भरें किन्तु अंकों को भरते समय 1 के अंक से प्रारम्भ करते हुए क्रमशः जहाँ-जहाँ 2, 3, 4 ....

.... इत्यादि अंक लिखें हों वे लिखते हुए अंत में 9 लिखें अर्थात् अंकों को क्रमशः 1 से 9 तक उनके योग्य स्थानों में भरें। इसके पश्चात् यंत्र का पूजन उपरोक्तानुसार कर लें।

उपरोक्त प्रकार से बनाये और पूजे गये यंत्र को श्रद्धा एवं विश्वास के साथ अपने पूजा के स्थान पर रखकर नित्य इसे धूपादि दिखाने से निश्चय ही अभीष्ट फल की प्राप्ति होती है। विभिन्न प्रकार के पंद्रहैया यंत्र निम्नानुसार हैं:

निम्नांकित पंद्रहैया यंत्र को विधिवत् बनाकर नित्य पूजने वाले व्यक्ति को अधोलिखित लाभ होते हैं–

1. इसके पूजने से डिप्रेशन से शनैः शनैः मुक्ति मिलती है।
2. उसके आत्मबल एवं इच्छाशक्ति में वृद्धि होती है।
3. उसमें धीरे-धीरे धनात्मकता दृष्टिगोचर होती है।
4. उसकी मानसिक अस्थिरता शनैः शनैः समाप्त होती है।
5. उसे जल भय नहीं होता अर्थात् जल से अकाल मृत्यु भय दूर होता है।
6. उसके द्वारा निर्णय लेने की क्षमता में वृद्धि होती है।

यंत्र इस प्रकार है –

6	1	8
7	5	3
2	9	4

निम्नांकित पंद्रहैया यंत्र को विधिवत् बनाकर नित्य पूजन करने से निम्नांकित लाभ होते हैं –

1. धनलाभ तथा आय में वृद्धि होती है। धनलाभ तथा आय के नवीन आयाम प्रकट होते हैं।
2. उसके कर्ज में शनैः शनैः कमी आने लगती है।

3. चोरी होने का भय नहीं रहता साथ ही धोखा खाये जाने की सम्भावना नहीं रहती।
4. कार्यों में आने वाली बाधायें दूर होती हैं।
5. व्यापार-व्यवसाय में वृद्धि होती है।
6. काफी समय से नवीन कार्यों के होने के सुयोग निर्मित होते हैं।

यंत्र इस प्रकार है –

8	3	4
1	5	9
6	7	2

निम्नांकित पंद्रहैया यंत्र को विधि अनुसार बनाकर श्रद्धापूर्वक उसको नित्य पूजने से संबंधित व्यक्ति को अधोलिखित लाभ होते हैं।

1. उसे श्रेष्ठ गुरू की प्राप्ति होती है। गुरूकृपा मिलती है।
2. उसे गूढ़ विद्याओं की प्राप्ति शनैः शनैः होने लगती है।
3. उसका आध्यात्मिक स्तर बढ़ने लगता है।
4. गुरू कृपा से उसे सात्विक सिद्धियों की प्राप्ति भी हो सकती है।
5. उसके मनोमस्तिष्क से बुरे विचार शनैः शनैः समाप्त होने लगते हैं।
6. उसकी कई तीर्थयात्रायें होती हैं तथा देवदर्शन के अनेक योग उसके बनते हैं।

यंत्र इस प्रकार है –

4	3	8
9	5	1
2	7	6

निम्नांकित पंद्रहैया यंत्र को विधिवत् बनाकर नित्य पूजने वाला अधोलिखित लाभ प्राप्त करता है:

1. उसकी शत्रुता समाप्त होती है। शत्रु दबने लगते हैं।
2. उसके शत्रु सदैव पराजित होते हैं। कोर्ट कचहरी के चक्करों से धीरे-धीरे उसे मुक्ति मिलती है।
3. प्रयोगकर्ता के शरीर स्वास्थ्य संबंधी बाधायें दूर होती है।
4. मृत्युभय दूर होता है।
5. सिरदर्द एवं चितायें न्यून होती हैं।
6. सुविचारों की वृद्धि होती है।
7. उसके तेज और आकर्षण में वृद्धि होती है।
8. उसकी विजय होती है तथा मान-सम्मान बढ़ता है।
9. विषैले जीवों का भय समाप्त होता है।
10. अकालमृत्यु नहीं होती।

यंत्र इस प्रकार है –

8	1	6
3	5	7
4	9	2

निम्नांकित पंद्रहैया यंत्र को बनाकर नित्य पूजने वाले व्यक्ति को अधोलिखित लाभ होते हैं –

1. उसमें नवीन ऊर्जा का संचार होता है।
2. उसके धन और स्टेटस में वृद्धि होती है। सामाजिक प्रतिष्ठा में विशेष वृद्धि होती है।
3. उसका सौंदर्य तथा आकर्षण बढ़ता है।
4. उसके भौतिक संसाधनों में तथा सुख में वृद्धि होती है।

5. उसके भूमि भवन संबंधी कार्य होते हैं। जमीन संबंधी लफड़े दूर होते हैं।
6. उसके पत्नी अथवा प्रेमिका इत्यादि से संबंध मधुर हो जाते हैं।
7. कार्य में पार्टनर्स से संबंध श्रेष्ठ होते हैं। भागीदार अनुकूल रहते हैं।

यंत्र इस प्रकार है –

4	9	2
3	5	7
8	1	6

निम्न प्रकार के पंद्रहैया यंत्र को बनाकर नित्य श्रद्धापूर्वक उसे पूजने वाला अधोलिखित लाभों को प्राप्त करता है:

1. उसका बुद्धि बल बढ़ता है। मस्तिष्क तीव्र चलता है।
2. उसे गूढ़ विद्याओं की प्राप्ति होती है।
3. उसकी वाणी में मधुरता आ जाती है। वाक्शक्ति में वृद्धि होती हैं।
4. उसमें श्रेष्ठ विचारों की उत्पत्ति होती है। विचार प्रभावशाली बनते हैं।
5. उसके शत्रु परास्त होते हैं अथवा उसकी शत्रुता किसी से नहीं होती। शत्रुपीड़ा नगण्य रहती है।
6. उसे गम्भीर रोगों के लगने की संभावना नगण्य होती है। रोग मुक्ति होती हैं।
7. उसके मित्र श्रेष्ठ तथा सदा उसका साथ देने वाले होते हैं।
8. उसकी अकालमृत्यु नहीं होती तथा किसी दुर्घटना होने की संभावना उसके साथ नहीं होती।
9. उसके साथ धोखे एवं चोरी की संभावना बहुत ही कम होती है।
10. उसे अग्निभय नहीं होता अर्थात् अग्नि प्रकोपों से वह मुक्त रहता हैं।

यंत्र इस प्रकार है –

6	7	2
1	5	9
8	3	4

निम्नांकित पंद्रहैया यंत्र को निर्माण करने एवं नित्य पूजन करने वाले को अधोलिखित लाभ होते हैंः

1. उसका सामाजिक स्तर बढ़ता है। उसे समाज में पुरस्कृत किया जाता है।
2. उसे अनायास धन प्राप्ति भी होती है अथवा उसका रूका हुआ पैसा उसे प्राप्त होता है।
3. घर परिवार में सुख-शांति एवं आरोग्य का वास होता है।
4. उसकी संतान संबंधित चिंतायें दूर होती हैं। संतानें उन्नति करती हैं।
5. उसे उत्तम विद्या प्राप्त होती है।
6. उसकी स्मरणशक्ति एवं बुद्धि में वृद्धि होती है। वाक्‌चातुर्य में वृद्धि दिखाई देती है।

यंत्र इस प्रकार है –

2	7	6
9	5	1
4	3	8

उपरोक्त प्रकार के पंद्रहैया यंत्र के अतिरिक्त एक चक्राकर पंद्रहैया यंत्र भी होता है। इस यंत्र को भी पूर्व में वर्णित विधि अनुसार ही भोजपत्र अथवा धातुपत्र पर बनाकर पूजने वाले को अनेक लाभ होते हैं, जिनमें से कुछ निम्नांकित हैं –

1. उसे वांछित कार्यों को सम्पन्न करने में किसी प्रकार की बाधा खड़ी नहीं होती अथवा उसके कार्यों में आनेवाली बाधायें दूर होती हैं।
2. उसकी ग्रह-पीड़ाओं में काफी न्यूनता आ जाती हैं।
3. उसके घर-परिवार में सुख-शांति एवं आरोग्य रहते हैं।
4. उसकी सामाजिक प्रतिष्ठा में वृद्धि होती है।
5. उसके व्यापार-व्यवसाय एवं आय के स्रोतों में वृद्धि होती है।
6. उसका शरीर स्वास्थ्य उत्तम होता है। घर की स्त्रियाँ सुखी होती हैं।
7. उसे शत्रु पीड़ित नहीं करते। यदी शत्रु खड़े होते हैं तो वे परास्त हो जाते हैं।
8. उसके मित्र श्रेष्ठ एवं परम सहयोगी होते हैं।
9. उसे उत्तम गुरू से दीक्षा की प्राप्ति होती है।

यंत्र इस प्रकार है –

9	4	3
8	5	2
7	6	1

उपरोक्त सभी यंत्रों में एक मूल रहस्य हैं कि इन सभी में मूल अंक 5 का स्थान केन्द्र में ही है तथा बगैर 5 को केन्द्र में रखे, इस प्रकार के किसी भी यंत्र का निर्माण असम्भव है। पुनः अन्य वर्णों के स्थानीय मान के आधार पर यंत्रों के फल पृथक्-पृथक् हैं तथा ऐसा क्यों है? यह एक अनबूझ पहेली है। केवल इसेक प्रयोग के परिणाम ही उन्हें सत्यापित कर सकते हैं। अतः केवल इनका विधिवत् निर्माण कर, इन्हें सच्ची श्रद्धा के साथ पूजने वाला ही इनके विशेष प्रभाव से साक्षात्कार कर सकता है तथा मेरा विश्वास है, अनुभव है कि काफी हद तक इनके धनात्मक परिणाम आते ही है।

वटादि वृक्ष संयोग

जैसा कि हम जानते है कि मात्र एक वृक्ष की अपनी उपस्थिति से हमारा कल्याण करता है, हमें नाना प्रकार के लाभ देता है तो निश्चय ही यदि कुछ वृक्षों को एक साथ लगाया जाये तो उनसे होने वाले लाभ भी अनेक एवं चमत्कारिक होते हैं। ये संयोग चाहे 2,3,4,5 वृक्षों का हो या और भी अधिक वृक्षों का संयोग हो, उनसे लाभ होना निश्चित एवं संदेह से परे है। इस अध्याय में 2, 3 तथा 5 वृक्षों के कुछ संयोगों का वर्णन किया जा रहा है तथा प्रत्येक संयोग के लिये उनसे होने वाले कुछ प्रमुख लाभों को भी लिखा जा रहा है। इसी प्रकार हम चाहे कितने ही वृक्षो का संयोग बना सकते हैं तथा उनसे लाभन्वित हो सकते हैं। इस प्रकार नीचे लिखे संयोगों को तो केवल उदाहरणार्थ ही समझा जा सकता है। एक विशेष बात ध्यान रखें कि इन संयोगों में बहेड़ा का वृक्ष त्याज्य है अर्थात् किसी भी संयोग में बहेड़े के वृक्ष को शामिल न करें:-

त्रिवटी या त्रिवेणी (तीन वृक्षों का संयोग)

तीन वृक्षों के संयोग को त्रिवेणी कहते हैं। आगे कुछ त्रिवेणी वृक्षों एवं उनसे होने वाले लाभों का उल्लेख किया जा रहा है। ये लाभ इसके नीचे बैठने से, इनकी परिक्रमा करने से अथवा जहाँ ये संयोग होता है, वहाँ के रहवासियों को प्रत्यक्ष – अप्रत्यक्ष रूप से होता रहता है:-

वट, पीपल एवं नीम की त्रिवटी:- इसके नीचे बैठने से अथवा इसकी परिक्रमा करने से अथवा इसका स्पर्श करने से अथवा इस पर नियमित जलार्पण करने से निम्नांकित लाभ होते हैं –

1. प्रयोगकर्ता का शरीर एवं स्वास्थ्य अच्छा रहता है। उसे रोगों से मुक्ति मिलती है।

2. विद्यार्थी प्रयोगकर्ता को विद्या प्राप्ति होती है अथवा विद्या प्राप्ति में आने वाले व्यवधान दूर होते हैं।
3. मन के विकार शनैः – शनैः दूर होते हैं।
4. आयुष्य वृद्धि होती है।

वट, आँवला एवं पीपल की त्रिवटी:- इससे अनेक लाभ प्राप्त होते हैं जिनमें कुछ लाभो के बारे में बताया जा रहा हैं –

1. प्रयोगकर्ता के कार्यों में आने वाली बाधायें धीरे-धीरे दूर होती हैं।
2. उसे धनलाभ होता है तथा धनागमन के स्त्रोतों में वृद्धि होती है।
3. उसकी स्वास्थ्य एवं आरोग्य में वृद्धि होती है।
4. उसे शत्रु परेशान नहीं करते अथवा उसके शत्रुओं से होने वाली पीड़ा न्यून होती है।

वट, जामुन एवं पीपल की त्रिवटी:- इस त्रिवेणी से निम्नांकित लाभ होते हैं –

1. प्रयोगकर्ता के मान-समान में वृद्धि होती है।
2. उसे धन प्राप्त होता हैं, रूका हुआ पैसा उसे प्राप्त होता है तथा धनागमन के स्त्रोतों में वृद्धि होती है।
3. आयुष्य में वृद्धि होती है तथा पुण्यार्जन होता है।
4. सत्पुरूषों से समागम होता है, श्रेष्ठ एवं उच्चस्तरीय व्यक्तियों से परिचय वृद्धि होती है।

वट, पीपल एवं पाकर की त्रिवेणी:- इससे निम्नांकित सकारात्मक परिणाम दृष्टिगोचर होते हैं –

1. प्रयोगकर्ता का सर्वार्थ कल्याण होता है।
2. उसकी प्रसिद्धि एवं प्रतिष्ठा में वृद्धि होती है।
3. उसके घर-परिवार तथा समाज में उसके माध्यम से कोई शुभ कार्य होता है।
4. उसे धन प्राप्ति होती है, रूका हुआ अथवा डूबा हुआ धन प्राप्त होता है तथा उसका बेवजह व्यय नहीं होता।

वट, पीपल और अशोक की त्रिवेणी:- इन वृक्षों की त्रिवेणी से प्रयोगकर्ता निम्नांकित लाभों को प्राप्त करता है –

1. उसके अध्ययन में आने वाली विघ्न-बाधायें दूर होती हैं, उत्तम अध्ययन होता है तथा अध्ययन में सफलता प्राप्त होती है।
2. उसको धन प्राप्ति सुगम होती है।
3. उसके शत्रुओं का नाश होता है।
4. उसे मुकदमे में विजय हासिल होती हैं।
5. उसके रूके हुए कार्य शनैः – शनैः बनने लगते है।

पंचवटी (पांच वृक्षों का संयोग)

किसी भी स्थान पर जब 5 विशिष्ट प्रकार के वृक्षों का समूह होता है, तो उसे पंचवटी की संज्ञा दी जाती है। पंचवटी जहाँ भी होती है, उस स्थान के रहवासियों का परम कल्याण अवश्य ही होता है। पाँच वृक्षों के कुछ संयोग और उनसे होने वाले विशिष्ट लाभ निम्नानुसार हैं:

आम, आँवला, पीपल, वट तथा प्लक्ष (पाकड़) की पंचवटी:- उक्त वृक्षों की पंचवटी जहाँ होती है उस भूमि पर वास करने वालों के लिये अथवा इस पंचवटी के नीचे नित्य विश्राम करने वालों को एवं इसकी नित्य परिक्रमा करने वालों को निम्नांकित लाभ होते हैं –

1. उस स्थान पर रहने वाली महिलाओं का सर्वथा कल्याण होता है, उनकी उन्नति होती है तथा उन्हें आरोग्य प्राप्त होता है।
2. वहाँ के रहवासी, उसके नीचे विश्राम करने वाले अथवा पंचवटी की परिक्रमा करने वालों का स्वास्थ्य उत्तम रहता है।
3. पंचवटी से प्रभावित व्यक्तियों के धनागमन में वृद्धि होती है। उनके पास धन की बचत होती है तथा कर्ज न्यून होता है।
4. पंचवटी की छत्रछाया में वास करने वालों पर ईश्वर की विशेष कृपा होती है तथा उन्हें श्रेष्ठ गुरू की प्राप्ति होती है।

वट, अशोक, आँवला, पीपल और नीम की पंचवटीः- इन पाँच वृक्षों का समूह जहाँ होता है, वहाँ इनकी छाया में नित्य विश्राम करने वालों को अथवा इनकी नित्य परिक्रमा करने वालों का या इस संयोग का पूजन करने वालों को निम्नांकित विशेष लाभ होते हैं –

1. उनकी संतान संबंधी चिन्ताओं में कमी आती है।
2. उन्हें आरोग्य प्राप्ति होती है तथा किसी रोग से मुक्ति मिलती है।
3. उनके कार्यों में आने वाली बाधायों दूर होती हैं।
4. उन्हें रूका हुआ पैसा प्राप्त होता है।
5. उन्हें विजय एवं सफलता प्राप्त होती है।

वट, नीम, आम, आँवला और पीपल की पंचवटीः- इस पंचवटी के नीचे विश्राम करने से, इसकी परिक्रमा करने से, इसका पूजन करने से अथवा जिस वस्तु में ये संयोग होता है, वहाँ के वासियों को निम्नांकित लाभ होते हैं –

1. उनके शत्रुओं का शमन होता है तथा शत्रु पीड़ा दूर होती है।
2. स्वास्थ्य लाभ होता है।
3. उनकी उन्नति में आने वाली बाधायें दूर होती है।
4. उन्हें सामाजिक सम्मान अथवा पुरस्कार प्राप्त होता है।

वट, प्लक्ष, नीम, पीपल तथा आँवला की पंचवटीः- उक्त वृक्षों के संयोग का पूजन करने से, उन पर जलार्पित करने से, उनकी परिक्रमा करने से अथवा इस संयोग का पालन करने से अधोलिखित लाभ होते हैं –

1. उनकी संतानों की उन्नति होती है।
2. उसके घर की स्त्रियों का कल्याण होता है।
3. उनके शत्रु समाप्त होते हैं।
4. उनकी प्रतिष्ठा में वृद्धि होती है।
5. कोर्ट-कचहरी में विजय प्राप्त होती है।

पीपल की द्विवटी पंचवटी (दो वृक्षों का संयोग)

वट और पीपल संयोगः- जहाँ पीपल और वट के वृक्ष साथ-साथ विकसित हो रहे हों, वहाँ उन पर जलार्पित करने से, उनकी परिक्रमा करने से तथा उनके नीचे विश्राम करने से अधोलिखित लाभ होते हैं:-

1. उसकी मानसिक चिन्ताओं में न्यूनता आती हैं तथा उसे शान्ति मिलती है।
2. उसकी संतानें एवं उसके परिवार की स्त्रियाँ सुखी होती हैं।
3. उसकी कई दिनों से चली आ रही कोई बाधा दूर होती है।
4. उसके कार्यों के लिये उसे प्रतिष्ठा प्राप्त होती है।

वट और बिल्व संयोगः- जहाँ वट और बिल्व के वृक्ष एक साथ विकसित हो रहे हों वहाँ उनका नित्य पूजन कर उन पर जलार्पित कर उनकी परिक्रमा करने वाला एवं उनके नीचे कुछ समय तक विश्राम करने वाले को निम्नांकित लाभ होते है:

1. उस पर तंत्र-मंत्र का कुप्रभाव नहीं पड़ता है।
2. उसकी उन्नति में आने वाली बाधायें दूर होती हैं।
3. उसकी सामाजिक प्रतिष्ठा में वृद्धि होती है तथा श्रेष्ठजनों से उसका सम्पर्क बढ़ता है।
4. उसे आरोग्य प्राप्त होता है।

वट और पाकड़ की द्विवटीः- इसके ऊपर नित्य जलार्पित कर इसकी परिक्रमा करने से तथा इसके नीचे 2 अगरबत्तियाँ लगाकर कुछ समय तक विश्राम करने से निम्नांकित लाभ होते हैं:-

1. उसकी आर्थिक स्थिति में सुधार आता है।
2. उसकी सामाजिक प्रतिष्ठा में वृद्धि होती है तथा उसका सम्मान होता है।
3. उसकी मनोभावनायें फलीभूत होती हैं।
4. उसके धन एवं पशु सदैव रक्षित रहते हैं।

वट और नीम की द्विवटी:- जहाँ वट और नीम एक साथ हों, वहाँ जाकर उन पर जलार्पित कर नित्य उनकी परिक्रमा करने से निम्नांकित लाभ विशेष होते है:

1. उस व्यक्ति का शारीरिक स्वास्थ्य उत्तम होता है।
2. उसे कई मुसीबतों से छुटकारा मिलता है।
3. उसकी स्त्रियाँ (पत्नी तथा परिवार की अन्य स्त्रियाँ) सुखी होती हैं।
4. उसके अनुकूल कई कार्य समय पर सम्पन्न होते हैं।

वट तथा आम की द्विवटी:- वट तथा आम्र की द्विवटी पर नित्य जलार्पित कर उसके नीचे कुछ समय तक विश्राम करने वाले को निम्नांकित लाभ होते हैं:

1. उसके शत्रु उसे पीड़ित नहीं करते।
2. कोर्ट-कचहरी के मामलों में उसकी विजय होती है।
3. कई दिनों से लम्बित कार्य शनैः शनैः सम्पन्न होने लगते हैं।
4. उसकी मानसिक अशांति धीरे-धीरे दूर होती है।

वट तथा अशोक की द्विवटी:- जो व्यक्ति वट और अशोक की द्विवटी का नित्य पूजन कर उसके नीचे विश्राम करता है, उसे निम्नांकित लाभ होते हैं:

1. उसकी कन्या का विवाह शीघ्र हो जाता है।
2. उसकी स्त्री का शरीर स्वास्थ्य उत्तम रहता है।
3. उसका दाम्पत्य जीवन उत्तम बना रहता है अर्थात् पति-पत्नी में श्रेष्ठ प्रेम संबंध बना रहता है।
4. उसका मान-सम्मान बढ़ता है तथा उसे अनायास कोई लाभ होता है।

वट तथा हारश्रृंगार की द्विवटी:- वट तथा हारश्रृंगार की द्विवटी के ऊपर नित्य जलार्पित कर, उसकी परिक्रमा कर, उसके नीचे विश्राम करने वाले को निम्नांकित सकारात्मक परिणाम दिखाई देते हैं:

1. उसके शत्रु निर्बल होते हैं।
2. उसे धोखे की संभावना नहीं होती तथा उसके वहाँ चोरी नहीं होती।
3. उस पर शनि का कुप्रभाव नहीं पड़ता।
4. उसकी विघ्न-बाधायें दूर होती हैं तथा उसकी संतानें सुखी होती हैं।
5. उसके एक्सीडेण्ट्स आदि नहीं होते।

विशेष :-

वैसे तो वृक्षों से सम्बन्धित सभी प्रयोग एवं पूजन आदि अपना पूर्ण प्रभाव देते हैं लेकिन वृक्ष संयोग का विशेष महत्व माना जाता है क्योंकि उनमें एकाधिक वृक्षों का आभामण्डल क्रियाशील रहता हैं। अधिकांश व्यक्ति अथवा विद्वान इस तथ्य से ठीक प्रकार से परिचित नहीं हैं, इसी कारण से आम व्यक्ति भी इन विषय से अनभिज्ञ रहा हैं। पहली बार इस पुस्तक के माध्यम से वृक्ष संयोग को आपके समक्ष स्पष्ट किया गया है। इसमें कोई संदेह नहीं है कि आज असंख्य व्यक्ति किसी न किसी समस्या से पीड़ित हैं और समस्याओं से मुक्ति चाहते हैं। अनेक ऐसे भी हैं जिनकी कामनायें पूर्ण नहीं हो पा रही हैं और वे किसी भी प्रकार से अपनी कामनाओं को पूरा होते देखना चाहते हैं। इस हेतु यदि वे वृक्ष संयोग में बताये गये वृक्ष संयोगों में से किसी का भी लाभ लेना चाहते है तो कैसे लें इसे स्पष्ट किया जा रहा है। क्योंकि आमतौर पर इस प्रकार का वृक्ष संयोग दुर्लभ ही होता है। इसके लिये आप स्वयं इन वृक्ष संयोगों का निर्माण कर सकते हैं। इस अध्याय में बताये गये कुछ वृक्ष विशाल आकार के हैं जिनको रोपना तथा पालना घर में संभव नहीं है, इसलिये इन वृक्षों को पौधों के रूप में प्राप्त करके अपने गमलों में इनका रोपण करें और घर में जहाँ संभव हो, वहाँ रखें। इन वृक्षों का पालन-पोषण आप तब तक करें जब तक संभव हो सके। इसके साथ-साथ आप जिन वृक्षों से त्रिवेणी अथवा पंचवटी आदि का

निर्माण कर रहे हैं, उनके समक्ष इस अध्याय में बताये गये उपाय करें। कुछ समय त्रिवेणी अथवा पंचवटी के पास बितायें। शीघ्र ही आपको सकारात्मक परिणामों का अनुभव होने लगेगा। जब आपको ऐसा लगे कि अब गमलों में लगाये वृक्षों को उनके बढ़ते आकार के कारण पालना संभव नहीं है तो उन्हें किसी भी मन्दिर प्रांगण में लगा कर वहाँ उनकी पर्याप्त देखभाल करें। जो छोटे पौधे हैं, उन्हें बेशक आप गमलों में ही लगा रहने दें। आप देखेंगे कि इन उपायों से समस्याओं में न्यूनता आने लगती हैं और कामनायें भी पूरी होने लगती हैं। इसी के साथ मानसिक तनाव तथा उद्वेगों में कमी आकर मन में शांति का अनुभव होने लगता है।

वटवृक्ष, ग्रह तथा व्याधियाँ

हमारे सौर मंडल में सैंकड़ों-सैंकड़ों की संख्या में गतिमान पिण्ड हैं, जिन्हें 'ग्रहों' की संज्ञा दी गई है। उन्हीं पिण्डों में से भारतीय ज्योतिष विज्ञान में 7 पिण्डों को प्रमुखता से गणना में लिया गया है। ये सात ग्रह हैं – सूर्य, चन्द्र, मंगल, बुध, गुरू, शुक्र और शनि। इन सात ग्रहों के अतिरिक्त 'राहु' तथा 'केतु' नामक 2 ग्रह और माने गये हैं – उन्हें भी ज्योतिषीय गणना में उतने ही वजन के साथ ग्रहण किया गया है हाला कि ये ग्रह अर्थात् पिण्डस्वरुप नहीं हैं – बल्कि वे 2 विपरीत बिन्दु हैं जहाँ ग्रहों की कक्षाएँ एक दूसरे को काटती हैं। इस प्रकार प्राचीन ज्योतिष में इन 9 ग्रहों के आधार पर किसी भी जातक की धनात्मकता अथवा ऋणात्मकताओं का आकलन किया जाता है। ज्योतिष विज्ञान का मानना है कि इन ग्रहों के प्रतिकूल होने पर (इनमें से चाहे एक अथवा एक से अधिक ग्रहों के प्रतिकूल होने पर) जातक को उस ग्रह से संबंधित ऋणात्मक फल प्राप्त होते हैं तथा इसी प्रकार एक या अधिक ग्रहों के अनुकूल होने पर उनसे संबंधित धनात्मक परिणाम जातक को मिलते हैं। ज्योतिष विज्ञान में किसी भी ग्रह अथवा ग्रहों से प्राप्त होनेवाले ऋणात्मक परिणामों को विभिन्न उपायादि से न्यून करने का उल्लेख मिलता हैं। इसी क्रम में वृक्षों की सहायता से भी ग्रहों के दुष्परिणामों को न्यून किया जाता हैं। 'वट' का वृक्ष विभिन्न वृक्षों में पीपल के समकक्ष महान माना जाता है और इसीलिये वटवृक्ष की सहायता से ग्रहों के ऋणात्मक प्रभावों को कम करने हेतु अनेक विशिष्ट प्रयोग होते हैं जिन्हें इस वृक्ष के नीचे, इसके आभा मण्डल के प्रभाव में सम्पन्न करके त्वरित रूप से लाभान्वित हुआ जा सकता है। इन विभिन्न उपायों को जानने के पूर्व हमें 'जन्मपत्रिका' को अंशिक रूप से जानने की आवश्यकता है।

दरअसल किसी भी जातक की जन्मपत्रिका उसके भूत, भविष्य एवं वर्तमान को जानने समझने का एक सरलतम माध्यम है। जन्मपत्रिका में

कुल 12 भाव होते हैं। इन्हीं 12 भावों में जातक के जन्म के समय की ग्रहस्थितियों को स्पष्ट किया हुआ रहता है और ग्रहों की इन्हीं स्थितियों के आधार पर संबंधित व्यक्ति के बारे में विभिन्न धनात्मक अथवा ऋणात्मक जानकारियाँ होती हैं; इन्हीं स्थितियों के माध्यम से जातक के भूत-भविष्य एवं वर्तमान की घटनाओं का आकलन किया जाता है। ग्रहों की गति, प्रकृति इत्यादि को समझनेवाले किसी ज्योतिषी के लिये यह एक साधारण बात है किन्तु एक साधारण व्यक्ति के लिये कुछ कठिन फिर भी पुस्तक के दायरे में आनेवाले तथ्यों को समझने हेतु उसे जन्मपत्रिका के संबंध में जो जानकारी आवश्यक है उसे सरलरूप से संक्षेप में नीचे स्पष्ट किया जा रहा है। ऐसे विभिन्न तथ्यों को समझने के लिये किसी भी व्यक्ति को जन्मपत्रिका के 12 भाव कौन-कौन से होते हैं यह समझना आवश्यक है। इसे नीचे दिये गये आरेख में स्पष्ट किया गया है। ध्यान रहे इन सभी भावों का स्थान निश्चित है किन्तु उसमें पड़े हुए अंक (जो कि राशियों को दर्शाते हैं) अलग-अलग भी हो सकते हैं। जैसे कि पत्रिका में जहाँ '1' लिखा है वहाँ 1 से लेकर 12 तक का कोई भी अंक लिखा हो सकता है। विभिन्न राशियाँ 12 होती हैं तथा उनके अंक भी पृथक-पृथक होते हैं। ये हैंः- मेष (1), वृषभ (2), मिथुन (3), कर्क (4), सिंह (5), कन्या (6), तुला (7), वृश्चिक (8), धनु (9), मकर (10), कुँभ (11) और मीन (12)। इतना समझने के पश्चात् पत्रिका का आरेख समझिये जो कि निम्नानुसार है।

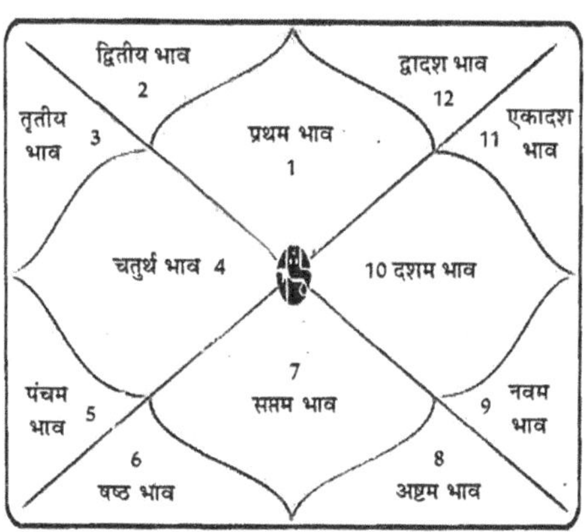

विभिन्न भावों की जानकारी हो जाने के पश्चात, अब कौनसा ग्रह जन्मपत्रिका में प्रतिकूल है, इसे आसानी से निम्नानुसार समझा जा सकता है –

सूर्य ग्रह

सूर्य ग्रह निम्नांकित परिस्थितियों में संबंधित व्यक्ति को कष्ट देता है:-

1. जन्मपत्रिका के प्रथम भाव में सूर्य तुला राशि में अर्थात् 7 अंक के साथ लिखा हो।
2. जन्मपत्रिका के किसी भी भाव में सूर्य तुला राशि में अर्थात् 7 अंक के साथ लिखा हो।
3. जन्मपत्रिका में सूर्य और शनि साथ में हों।
4. जन्मपत्रिका में सूर्य, शनि तथा राहु साथ-साथ हों।

इन परिस्थितियों में सूर्य होने पर उस व्यक्ति को निम्नांकित प्रयोग करने से लाभ होता है। दरअसल सूर्य के प्रतिकूल होने पर जातक को मुख्यतः शिरोपीड़ा वात विकार, माइग्रेन, मानसिक उत्तेजना एवं नेत्र पीड़ा होती हैं। इसके अतिरिक्त संबंधित व्यक्ति को अत्यधिक क्रोध आना, अशांति तथा अनेक प्रकार के क्लेश होते हैं। इन कष्टों के प्रभाव को दूर करने के लिये निम्न उपाय किये जा सकते हैं:-

- वटवृक्ष पर रविवार के दिन उसे बगैर स्पर्श करते हुए लाल रेशमी डोरा अथवा गुड़ अर्पित करना चाहिये।
- आपको वटवृक्ष पर नित्य सूर्योदय के समय जल अर्पित करना चाहिये।
- आपको वटवृक्ष पर थोड़ा सा मधु चढ़ाना चाहिये। यह कार्य रविवार को करें।
- सूर्य संक्रान्ति के दिन वटवृक्ष के नीचे लाल रंग की कोई मिठाई चढ़ानी चाहिये।

- प्रत्येक रविवार को प्रातःकाल के समय पूर्वाभिमुख होकर, 2 अगरबत्ती वहाँ लगाकर आदित्यहृदयस्तोत्र का पाठ करना चाहिये अथवा रविवार के दिन वटवृक्ष के नीचे **''ॐ घृणि सूर्याय नमः''** इस मंत्र का जप करना चाहिये। जप संख्या 7000 है।
- माह के किसी भी एक रविवार को वटवृक्ष पर रक्तचंदन चढ़ायें।
- जल में थोड़ी सी केसर को घोलकर उसे शंख में भरकर रविवार के दिन प्रातःकाल के समय वटवृक्ष पर उस जल को अर्पित करें। इसके लिये आप इतना बड़ा शंख प्राप्त करें जिसमें कम से कम 500 मि.ली. जल आ सके।
- निम्न यंत्र को वटवृक्ष के नीचे पूर्वाभिमूख होकर छिद्ररहित भोजपत्र पर अनार की कलम से केसर अथवा अष्टगंध की स्याही से बना लें और वहीं पर इसे सूर्य मंत्र से आवेशित कर लेमीनेट करवाकर जेब में रखें। ऐसा करने से सूर्य का कुप्रभाव न्यून होता है।

यंत्र इस प्रकार हैं:

6	1	8
7	5	3
2	9	4

इस यंत्र को आवेशित करने हेतु मंत्रः **''ॐ हां हीं हौं सः सूर्याय नमः''**

चन्द्रमा ग्रह

किसी भी व्यक्ति को चन्द्रमा की पीड़ा निम्नांकित परिस्थितियों में विशेष समझी जा सकती है:-

1. चन्द्रमा वृश्चिक राशि में अर्थात् 8 अंक के साथ जन्मपत्रिका में कहीं भी लिखा हो।
2. चन्द्रमा वृश्चिक राशि में अर्थात् 8 अंक के साथ जन्मपत्रिका के आठवें भाव में हो।
3. चन्द्र तथा राहु जन्मपत्रिका में एक साथ हों।
4. चन्द्र तथा शनि जन्मपत्रिका में एक साथ हों।
5. चन्द्र, शनि तथा राहु अथवा केतु जन्मपत्रिका में एक साथ हों।

चन्द्र पीड़ित व्यक्ति को मुख्यतः उदर विकार, मनोरोग, तिल्ली रोग, कफजन्य अथवा फक विकार, यकृत विकार, नासा रोग, पीलिया, अतिसार, क्षयरोग तथा श्वसन तंत्र से संबंधित अथवा फेफड़े से संबंधित रोग होते हैं। उसे मानसिक विक्षेप का अत्यधिक सामना करना पड़ता है।

चन्द्रमा की प्रतिकूलता को न्यून करने हेतु निम्नांकित प्रयोग कर लाभान्वित हुआ जा सकता है:-

1. सोमवार के दिन प्रातःकाल के समय वटवृक्ष को बगैर स्पर्श किये हुए उस पर श्वेत वस्त्र चढ़ायें अथवा सफेद सूती धागा उस पर अर्पित करें।
2. वटवृक्ष पर सोमवार की सुबह एवं पूर्णिमा के दिन दुग्ध चढ़ायें।
3. सोमवार के दिन संध्या के समय वटवृक्ष की जड़ के पास सफेद बर्फी रखें अथवा उस पर शक्कर मिलाकर मावा अर्पित करें।
4. प्रत्येक सोमवार को प्रातःकाल में वक्षवृट के नीचे उत्तराभिमुख बैठकर निम्नांकित जप 108 बार करें तथा एक माला नीचे लिखे मंत्र को भी करें –

जप – **दधि शंख तुषाराभं क्षीरोदार्ण व संभवम् ।**
नमामि शशिनं सोमं शंभोर्मुर्कुट भूषणम् ।।

मंत्र – **।। ॐ सोमाय नमः ।।**

सोमवार को अथवा पूर्णिमा को वटवृक्ष की प्रदक्षिणा करें तथा उसके नीचे कुछ समय तक विश्राम करें। इसके पश्चात् निम्न यंत्र को उसके नीचे भोजपत्र पर अनार की कलम और केसर की स्याही से बनावें तथा निम्न मंत्र से उसे आवेशित करें:-

7	2	9
8	6	4
3	10	5

यंत्र को आवेशित करने हेतु मंत्र:- **''ॐ श्रां श्रीं श्रौं सः सोमाय नमः''**

मंगल ग्रह

किसी भी व्यक्ति को मंगल की पीड़ा निम्नांकित परिस्थितियों में होती है:-

1. जिसकी जन्मपत्रिका में मंगल प्रथम भाव में हो तथा अकेला हो।
2. जन्मपत्रिका में अकेला मंगल कर्क राशि में अर्थात् 4 अंक के साथ जन्मपत्रिका के प्रथम भाव में अथवा कहीं भी लिखा हो।
3. मंगल जन्मपत्रिका में कर्क राशि में अर्थात् 4 अंक के साथ लिखा हो तथा शनि मकर में अर्थात् 10 अंक के साथ हो।
4. मंगल तथा राहु साथ-साथ हों।
5. मंगल तथा शनि साथ-साथ हों।
6. मंगल, शनि, राहु एक साथ हों।
7. एक अंक के साथ शनि-मंगल लिखे हों।

मंगल पीड़ित व्यक्ति को निम्नांकित रोग हो सकते हैं:- सिर में चोट लगना, प्रायः चोट लगना, रक्त बहना, एक्सीडेण्ड्स, रक्तकण संबंधी व्याधियाँ, रक्तचाप, एनीमिया, फ्रेक्चर, मुख्यतः अस्थि तथा रक्ततंत्र से संबंधित विकार होते हैं। जातक के स्वभाव में उद्दण्डता आती है। उसका विवाह आसानी से नहीं हो पाता तथा अधिकार मिलने में उसे दिक्कत होती है।

मंगल के कुप्रभावों को न्यून करने हेतु पीपल वृक्ष के निम्नांकित प्रयोग लाभ दे सकते हैं:-

- मंगलवार के दिन वटवृक्ष को बगैर स्पर्श किये हुए उस पर लाल डोरा लपेटें अथवा उसपर लाल रंग का वस्त्र अर्पित करें।
- शुद्ध जल में लाल पुष्प डालकर वटवृक्ष को अर्पित करें। यह कार्य सूर्योदय के पूर्व करें तथा पात्र ताम्र का हो।
- वटवृक्ष के नीचे एक ताम्र-सिक्का अथवा तांबे का तार गाड़ दें।
- वटवृक्ष को दो रंग की मिठाई अर्पित करें जिनमें से 1 रंगलाल हो।
- वटवृक्ष के नीचे **''ॐ अंगारकाय नमः''** इस मंत्र की एक माला का जल नित्य करें। इस कार्य को मंगलवार से प्रारम्भ करें।
- वटवृक्ष पर गुलाब का इत्र मंगलवार को छिड़कें।
- वटवृक्ष के नीचे निम्न यंत्र को केसर की स्याही एवं अनार की कलम से भोजपत्र पर बनावें तथा उसे पास में रखें।

8	3	10
9	7	5
4	11	6

यंत्र को आवेशित करने हेतु मंत्रः **''ॐ क्रां क्रीं क्रौं सः भौमाय नमः''**

बुध ग्रह

किसी भी व्यक्ति को बुध निम्नांकित स्थितियों में पीड़ित करता है:-

1. जन्मपत्रिका में बुध मेष राशि में अर्थात् 1 अंक के साथ कहीं भी लिखा हो।
2. जन्मपत्रिका में बुध आठवें भाव अथवा छठे भाव में लिखा हो।
3. बुध तथा केतु जन्मपत्रिका में एक साथ हों।
4. बुध तथा राहु जन्मपत्रिका में कहीं भी एक साथ हों।

बुध पीड़ित व्यक्ति को मुख्य रूप से वाणी से संबंधित रोग होते हैं। इसके अलावा उसे कण्ठ रोग, आँत्र के कष्ट, मुख रोग, जीभ से संबंधित रोग, बुद्धि एवं स्मृति से संबंधी रोग एवं त्वचा से संबंधित रोग होते हैं। इसके अलावा बुध पीड़ित व्यक्ति को व्यापार हानि, मित्र विरोध, वाक् क्षमता एवं तर्कशक्ति में कमी परिलक्षित होती है।

बुध ग्रह की नकारात्मकताओं को कम करने हेतु वटवृक्ष से जुड़े हुए कुछ प्रयोग निम्नानुसार हैं –

- संबंधित व्यक्ति को प्रति बुधवार निम्नांकित मंत्र एवं जप की कम से कम एक माला, वटवृक्ष के नीचे अवश्य करना चाहिये –

  मंत्र – **।। ॐ बुंध-बुधाय नमः ।।**

  जप – **प्रियंगु कलिका श्यामं रूपेणाप्रतिम् बुधम् ।**
सौम्य सौम्यागुणोपेतं तं बुधं प्रणमाम्यहं ।।

- बुधवार के दिन प्रातःकाल के सयम वटवृक्ष को पिस्ता अर्पित करना चाहिये। उस पर हरा धागा भी लपेट सकते हैं।
- शुद्ध जल में कुछ हरे मूँग के दानें डालकर वह जल वटवृक्ष पर नित्य चढ़ाना चाहिये।
- वटवृक्ष की परिक्रमा कर उसके नीचे नित्य कुछ समय तक विश्राम करना चाहिये।
- निम्न यंत्र का निर्माण वटवृक्ष के नीचे कर उसे उसीके नीचे लिखे मंत्र से आवेशित कर के लैमिनेट करवा कर सुरक्षित रखें।

9	4	11
10	8	6
5	12	7

यंत्र को आवेशित करने हेतु मंत्रः- **''ॐ ब्रां ब्रीं ब्रौं सः बुधाय नमः''**

गुरू ग्रह

गुरू ग्रह से संबंधित पीड़ा निम्नांकित परिस्थितियों में होती हैं:

1. जन्मपत्रिका में गुरू कहीं भी मकर राशि में अर्थात् 10 अंक के साथ लिखा हो।
2. जन्मपत्रिका में गुरू-शनि एक साथ हों।
3. जन्मपत्रिका में गुरू-बुध तथा राहु अथवा केतु एक साथ हों।
4. गुरू जन्मपत्रिका के आठवें भाव में राहु के साथ हो।
5. गुरू छठे भाव में केतु के साथ हो।

गुरू ग्रह से पीड़ित व्यक्ति को त्वचीय विकार, फोड़े-फुंसी, प्लीहा से संबंधित रोग, गुप्त रोग, कफ तथा मस्तिष्क संबंधी कष्टों के साथ-साथ कौटुम्बिक द्रोह, शत्रुभय, धनहानि तथा मान-सम्मान में कमी इत्यादि का सामना करना पड़ सकता है।

गुरू ग्रह की ऋणात्मकताओं को न्यून करने हेतु निम्नांकित प्रयोग वटवृक्ष पर करना चाहियेः-

- वटवृक्ष पर पीला वस्त्र गुरूवार को अर्पित करें।
- शुद्ध जल में एक चुटकी भर हल्दी डालकर उस जल को वटवृक्ष पर अर्पित करें।
- वटवृक्ष पर थोड़ी सी चने की दाल अर्पित करें। यह कार्य गुरूवार को प्रातः अथवा संध्या समय पर करें।

- गुरूवार के दिन वटवृक्ष के नीचे गुरू मंत्र **''ॐ बृहस्पतये नमः''** की 5 माला का जप करें।
- वटवृक्ष पर गुरूवार के दिन प्रातः काल में थोड़ा सा मधु अथवा पीला गुड़ चढ़ाये।
- गुरूवार को वटवृक्ष पर पीले वर्ण के पुष्प जल के साथ-साथ अर्पित करें।
- निम्न यंत्र का निर्माण वटवृक्ष के नीचे भोजपत्र पर अनार की कलम एवं अष्टगंध की स्याही से करें तथा यंत्र के नीचे लिखे मंत्र से उसे आवेशित कर के लैमिनेट करवा कर पास में रखें।

10	4	12
11	9	7
6	13	8

यंत्र को आवेशित करने हेतु मंत्रः- **''ॐ ग्रां ग्रीं ग्रों सः गुरवे नमः''**

शुक्र ग्रह

किसी भी व्यक्ति को शुक्र की नकारात्मकतायें मुख्यतः निम्नांकित परिस्थितियों में प्राप्त होती हैंः-

1. शुक्र तथा मंगल साथ-साथ हों।
2. शुक्र कन्या राशि में अर्थात् 6 अंक के साथ हो तथा मंगल उसी जन्मपत्रिका में 2, 12 अथवा 7 अंक के साथ हो अर्थात् वृषभ, मीन अथवा तुला राशियों में हो।
3. शुक्र तथा राहु या शुक्र तथा केतु साथ-साथ हों।
4. सूर्य, शुक्र तथा राहु साथ-साथ हो।
5. शुक्र जन्मपत्रिका के आठवें अथवा छठवें भाग में हो।

शुक्र से पीड़ित व्यक्ति को विशेष रूप से लैंगिग तंत्र तथा मूत्रोत्सर्जन तंत्र से संबंधित व्याधियाँ होती हैं। इसमें विशेष रूप से प्रमेह रोग, मूत्र के साथ धातु जाना, शुक्राणुओं की गति धीमी होना, शुक्राणुओं की संख्या कम होना, शीघ्रपतन, स्वप्नदोष, सिफलिस, गोनोरिया, मूत्र में जलन तथा मूत्र संबंधी कष्टों के अलावा दाम्पत्य जीवन में गड़बड़ियाँ, कामसुख में न्यूनता तथा सुख-सुविधाओं का ह्रास होता है।

शुक्र की ऋणात्मकताओं को न्यून करने हेतु वटवृक्ष से संबंधित निम्नांकित उपाय अवश्य करना चाहियेः

- थोड़ा सा दही शुक्रवार को प्रातःकाल वटवृक्ष पर अर्पित करना चाहिये।
- मिश्री अथवा शक्कर वटवृक्ष के नीचे डालना चाहिये। इसी प्रकार मखाने भी चूरा करके वटवृक्ष को अर्पित करना चाहिये।
- ॐ शुं शुक्राय नमः इस मंत्र का प्रति शुक्रवार 11 माला जप वटवृक्ष के नीचे करना चाहिये।
- शुक्रवार के दिन प्रातःकाल में वटवृक्ष की जड़ में थोड़ा सा घृत एवं दुग्ध मिलाकर अर्पित करना चाहिये।
- वटवृक्ष को बगैर स्पर्श किये हुए उस पर सफेद धागा लपेटें अथवा सफेद वस्त्र अर्पित करें।
- वटवृक्ष के नीचे निम्न यंत्र को भोजपत्र पर अनार की कलम तथा केसर की स्याही से बनाकर आवेशित कर पास में रखें।

11	6	13
12	10	8
7	14	9

यंत्र को आवेशित करने हेतु मंत्रः- **''ॐ द्रां द्रीं द्रौं सः शुक्राय नमः''**

शनि ग्रह

शनि ग्रह किसी भी व्यक्ति को मुख्यतः निम्ननांकित परिस्थितियों में नकारात्मक फल प्रदान करता हैं:-

1. शनि जन्मपत्रिका में मेष राशि में अर्थात् 1 अंक के साथ हो। यदि एक के साथ प्रथम भाव में हो तो और भी प्रबलता से प्रभाव डालता है।
2. शनि और सूर्य साथ-साथ हों।
3. शनि और गुरू साथ-साथ हों, विशेष रूप से छठे अथवा 8 वें भाव में।
4. शनि और राहु साथ-साथ हों।
5. शनि-मंगल और राहु साथ-साथ हों।
6. शनि जहाँ हो, वहाँ से सातवें भाव में मंगल हो।

शनि की पीड़ा से जातक को उन्माद रोग, जोड़ों के दर्द, उदर विकार, वात पीड़ा, गठियाबाय तथा अस्थि से संबंधित अन्य रोग, मुख्यतः होते हैं। इसके अतिरिक्त उस व्यक्ति की मान-प्रतिष्ठा में कमी आना, उसका अपमान होना, दरिद्रता आना, मानसिक कष्ट, वियोग इत्यादि का सामना करना पड़ता है।

शनि के कुप्रभावों के निवारण हेतु निम्नांकित उपाय कारगर हो सकते हैं।

- शनिवार के दिन वटवृक्ष का स्पर्श करें, उस पर काले तिल मिश्रित जल को अर्पित करें एवं उसकी 21 परिक्रमा करें।
- वटवृक्ष की किसी भी डाल पर शनिवार को काला डोरा बांधें।
- वटवृक्ष के नीचे शनिवार को अल्पमात्रा में कालेतिल चढ़ावें।
- **''ॐ शं शनैश्चराय नमः''** मंत्र का शनिवार को प्रातःकाल वटवृक्ष के नीचे अगरबत्ती लगाकर, 3 माला जप करें। यह कार्य 11 शनिवार लगातार करें।

- वटवृक्ष के नीचे निम्नांकित जप एक माला प्रति शनिवार 11 शनिवार तक करें:
  नीलांजन समाभासं रविपुत्रम् यमाग्रजम् ।
  छाया मार्तण्ड संभूतं तं नमामि शनैश्चरम्।
- वटवृक्ष के नीचे निम्नांकित यंत्र का निर्माण कर उसे उस के ही नीचे लिखे गये मंत्र से आवेशित कर पास में रखें।

12	7	14
13	11	9
8	15	10

यंत्र को आवेशित करने हेतु मंत्रः- **''ॐ प्रां प्रीं प्रौं सः शनये नमः''**

राहु ग्रह

राहु पीड़ित व्यक्ति निम्नांकित स्थितियों के कारण से होता है:-

1. अकेला राहु आठवें भाव में हो।
2. अकेला राहु मीन राशि में अर्थात् 9 अंक के साथ छठे भाव में हो।
3. राहु प्रथम भाव में मीन राशि में अर्थात् 9 अंक अथवा 4 या 5 अंक के साथ हो।

राहु पीड़ित व्यक्ति को मुख्यतः आँत्र कष्ट, वायु विकार, बवासीर, अनिद्रा, स्मृतिलोप, क्रोध, उन्माद इत्यादि होते हैं। इसके अतिरिक्त उसके कार्य में बाधायें आती हैं, उसे चोटादि लगती है, प्रमोशन्स में रूकावट आती है तथा विभिन्न क्षेत्रों में उसे असफलतायें प्राप्त होती है।

वटवृक्ष के नीचे, राहू से पीड़ित व्यक्ति इस यंत्र का निर्माण कर उसके नीचे लिखे यंत्र से उसे आवेशित कर अपने पास रखें।

राहु का यंत्रः-

13	8	15
14	12	10
9	16	11

यंत्र को आवेशित करने हेतु मंत्रः- **''ॐ भ्रां भ्रीं भ्रौं सः राहवे नमः''**

केतु ग्रह

केतु ग्रह की पीड़ा व्यक्ति को निम्नांकित परिस्थितियों में होती हैंः-

1. अकेला केतु आठवें भाव में हो।
2. अकेला केतु मिथुन राशि में अर्थात् 3 अंक के साथ छठे भाव में हो।
3. केतु प्रथम भाव में 3, 4 अथवा 5 अंक के साथ हो।

केतु पीड़ित व्यक्ति को राहु से संबंधित कष्टों के साथ-साथ माइग्रेन तथा आधासीसी भी होते हैं।

राहु तथा केतु दोनों की ऋणात्मकताओं को न्यून करने हेतु वटवृक्ष से संबंधित निम्नांकित प्रयोग करना चाहियेः-

- **''ॐ रां राहवे नमः** तथा **''ॐ केतवे नमः''** मंत्र की 3-3 माला का जप वटवृक्ष के नीचे नित्य करना चाहिये। इस जप को एक अमावस्या से लेकर दूसरी अमावस्या तक करें अर्थात् इसे 1 माह तक करना हैं।
- लौह पात्र में जल भरकर नित्य सुबह वटवृक्ष चढ़ायें तथा उसकी 21 परिक्रमा करें।
- वटवृक्ष पर सफेद एवं काले तिल मिलाकर चढ़ायें।

- शनिवार को वटवृक्ष के नीचे एक गुलाबजामुन रखें।
- शनिवार को वटवृक्ष पर एक काला वस्त्र चढ़ायें। संभव हो तो उसके नीचे गोमूत्र मिले हुए जल से स्नान करें।
- वटवृक्ष के नीचे संबंधित ग्रह का यंत्र बनाकर उसे उसके मंत्र से आवेशित कर के लैमिनेट करवा कर पास में रखें।

नोटः- ऊपर जिस भी ग्रह के लिये जो-जो उपचार बतायें है उनमें से 2-3 उपाय करना ही पर्याप्त है।

केतु का यंत्रः-

14	9	16
15	13	11
10	17	12

यंत्र को आवेशित करने हेतु मंत्रः- **''ॐ सां सीं सौं सः केतवे नमः''**

- इसी प्रकार विभिन्न ग्रह की ऋणात्मकताओं को न्यून करके हेतु वटवृक्ष के नीचे कुशा के आसन पर पूर्वाभिमुख बैठकर निम्न ग्रह गायत्री मंत्र का जप 108 बार करें –

- **सूर्यः ''ॐ आदित्याय विद्महे प्रभाकराय धीमहि तन्नो सूर्यः प्रचोदयात्'' ।।**
- **चंद्रः ''ॐ अमृतांगाय विद्महे कलारूपाय धीमहि तन्नो सोमः प्रचोदयात्'' ।।**
- **मंगलः ''ॐ अंगारकाय विद्महे कलारूपाय धीमहि तन्नो सोमः प्रचोदयात्'' ।।**
- **बुधः ''ॐ सौम्यरूपाय विद्महे वाणेशाय धीमहि तन्नो सौम्यः प्रचोदयात्'' ।।**
- **गुरूः ''ॐ आंगीरसाय विद्महे दिव्यदेहाय धीमहि तन्नो जीवः प्रचोदयात्'' ।।**
- **शुक्रः ''ॐ मृगुजाय विद्महे दिव्यदेहाय धीमहि तन्नो शुक्रः प्रचोदयात्'' ।।**
- **शनिः ''ॐ भगभवाय विद्महे मृत्युपुरूषाय धीमहि तन्नो शनिः प्रचोदयात्'' ।।**
- **राहूः ''ॐ शिरोरूपाय विद्महे अमृतेशाय धीमहि तन्नो राहूः प्रचोदयात्'' ।।**
- **केतुः ''ॐ पद्मपुत्राय विद्महे अमृतेशाय धीमहि तन्नो केतुः प्रचोदयात्'' ।।**

विशेष:-

उपरोक्त वर्णन में कुछ दशायें 2 ग्रहों में आई हुई हैं जैसे मंगल पीड़ा भी शनि-मंगल के साथ साथ रहने से होती है और शनि की पीड़ा भी शनि-मंगल के साथ। फिर यह कैसे समझा जाये कि वास्तव में जातक को शनि की पीड़ा है अथवा मंगल की? इस हेतु जातक की जन्मपत्रिका में ग्रहों की डिग्रीज अर्थात् अंश देखना चाहिये। उसमें जिस ग्रह में अंश प्रबंल हों, उसी से संबंधित पीड़ा जानें। यदि उपरोक्त विवरण से भी आप किस ग्रह से पीड़ित हैं, यह न निकाल सकें तो किसी योग्य विद्वान ज्योतिषी को अपनी जन्मपत्रिका जँचवाकर उसके परामर्श के आधार पर आपकी जन्मपत्रिका में बिगड़े हुए ग्रह अथवा ग्रहों की जानकारी प्राप्त कर लें तथा इसी प्रकार अधोलिखित कुछ बातों पर भी ध्यान दें:-

- जिस व्यक्ति को देवदोष हो अथवा अन्य ग्रहों से कष्ट हों, उसे प्रत्येक गुरूवार के दिन प्रातःकाल स्नानादि से निवृत्त होकर वटवृक्ष के नीचे एक आटे का दीपक जिसमें कपूर मिश्रित घृत भरा हो, लगाना चाहिये। साथ ही वटवृक्ष के नीचे ही कुछ शक्कर पंजीरी (आटे और शक्कर से निर्मित पदार्थ) अथवा मिष्ठान भी डालना चाहिये। ऐसा करने से उसका कष्ट दूर होता है।

- जहाँ पीपल और बरगद के वृक्ष एक-दूसरे के साथ चिपटकर लगे हों, अर्थात् पीपल एवं वट की द्विवटी हो, ऐसे संयोग की परिक्रमा करने से तथा उसकी छाया में नित्य कुछ समय तक विश्राम करने से प्रयोगकर्ता के समस्त ग्रह-दोषों का निवारण होता है।

- वटवृक्ष को जो व्यक्ति काटता है, दुर्भाग्य उसका साथ उसी क्षण से पकड़ लेता है। उसकी जन्मपत्रिका में बैठे शुभग्रह भी उसे कुफल देने लगते हैं। अति आवश्यक होने पर विधि विधान से वटवृक्ष को काटना चाहिये तथा ऐसे समय 5 वटवृक्षों का रोपण उपयुक्त स्थान पर करना चाहिये।

- ज्योतिषशास्त्र में वर्णित है कि जो व्यक्ति शनिग्रह से पीड़ित होता है, उसे प्रत्येक शनिवार को पीपल अथवा वटवृक्ष की जड़ में जल चढ़ाना चाहिये। यही नहीं उसे वटवृक्ष के नीचे आटे से बने दीपक में घी भरकर दीपक लगाना चाहिये तथा उसकी परिक्रमा करनी चाहिये। ऐसा करने से उसे निम्नलिखित लाभ होते हैं –

• उस पर से शनि का प्रभाव समाप्त होता है, उसे शान्ति मिलती है, उसके शत्रुओं का शमन होता है, उस पर राहु, केतु सहित विभिन्न ग्रहों का कुप्रभाव भी नहीं होता तथा उसके कार्यों के बीच आनेवाली बाधायें दूर होकर उन की गति तेज होती है और उस पर देवता प्रसन्न होते हैं।

• पुष्य नक्षत्र में जन्मे व्यक्ति को वटवृक्ष का पूजन करने से बहुत लाभ होता है।

• कोई भी व्यक्ति ग्रहों की गति को अवरूद्ध नहीं कर सकता और न रोक सकता है, अतः ग्रहों का जो भी फल आना है व आयेगा। शुभफल का लाभ लेते हुए अशुभफलों का विविध उपायों का प्रयोग करके न्यून किया जा सकता है। समस्त ग्रहों को देवताओं का रूप माना है, इसलिये अपनी पूजा-अर्चना से वे भी अवश्य ही प्रसन्न होंगे और यही पूजा अर्चना यदि वटवृक्ष के नीचे की जावे तो फिर निश्चय ही उन ग्रहों के कुप्रभाव नष्ट हो जाते हैं इसमें कतई संदेह नहीं।

वटवृक्ष, वार, तिथि और दुग्धार्पण

यूँ तो वटवृक्ष पर नित्य केवल जल अथवा दुग्ध मिश्रित जल अथवा मधुमिश्रित जल अथवा अन्य पदार्थों को मिश्रित कर जल चढ़ाया जा सकता है किन्तु केवल दुग्ध का अर्पण किसी विशिष्ट कार्य हेतु कौन – कौन से वार अथवा तिथि को चढ़ाना – यह स्पष्ट किया जा रहा है। पूर्ण श्रृद्धा और विश्वास के साथ नियमित रूप से अधोलिखित प्रयोगों को सम्पन्न करने से निश्चय ही अभीष्ट कार्य की सिद्धि होती है –

- नजरादि एवं तंत्र-मंत्रादि के कुप्रभावों से मुक्ति चाहने वालों को वटवृक्ष पर प्रति सोमवार को एवं अमावस्या के दिन वटवृक्ष पर दुग्ध अर्पित करना चाहिये। इस प्रयोग को नियमित कुछ काल तक सम्पन्न करें।
- जो व्यक्ति अपने शत्रुओं से/कोर्ट कचहरी से अत्यधिक परेशान हों उन्हें प्रति मंगलवार को नियमित रूप से कुछ काल तक वटवृक्ष पर दुग्ध अर्पित कर उसकी परिक्रमा करनी चाहिये।
- जो व्यक्ति अपने बुद्धिबल, वाक्कला एवं तार्किक शक्ति में वृद्धि करना चाहते हों तथा ऐसे व्यक्ति जो साक्षात्कार में सामना करने से घबराते हों उन्हें प्रति बुधवार को वटवृक्ष पर दुग्ध अर्पित करना चाहिये। इस कार्य को उन्हें नियमित कुछ काल तक करना चाहिये।
- विद्या प्राप्ति में सफलता हेतु तथा शिक्षण-प्रशिक्षण में सफलता प्राप्ति हेतु संबंधित व्यक्ति को वटवृक्ष नियमित रूप से प्रति गुरूवार दुग्ध अर्पित कर अभीष्ट कार्य की सिद्धि हेतु प्रार्थना करनी चाहिये।
- जो व्यक्ति अपने दाम्पत्य जीवन में सुख एंव संतोष के आकाक्षी हों उन्हें प्रति शुक्रवार वटवृक्ष पर जोड़े के साथ दुग्ध अर्पित कर उसकी 21 परिक्रमा करनी चाहिये।
- धन एवं श्रीवृद्धि के आकांक्षी मनुष्यों को प्रति शनिवार को वटवृक्ष पर सुबह सबेरे दुग्ध अर्पित करना चाहिये। साथ ही उन्हें वटवृक्ष की 11 परिक्रमा करनी चाहिये।

- जो व्यक्ति आरोग्य चाहते हों उन्हें प्रति रविवार को सूर्योदय काल में वटवृक्ष पर दुग्ध अर्पित कर उसकी 5 परिक्रमा करनी चाहिये। साथ ही उसके नीचे अल्पकाल तक विश्राम करना चाहिये।
- जो व्यक्ति प्रति पड़वा (एकम) को वट पर दुग्धार्पित कर उसकी 11 परिक्रमा करता है वह जीव हत्या के पाप से मुक्त होता है।
- जो व्यक्ति प्रतिमाह पड़ने वाली दोनों तृतीया तिथियों पर वटवृक्ष पर दुग्धार्पित करता है उसके कार्यों में आने वाली बाधायें दूर होती हैं। प्रयोग कम से कम 3 माह तक करना होता है।
- चतुर्थी के दिन वटवृक्ष पर नित्य कुछ काल तक दुग्धार्पित करने वाले पर लगे हुए दोषों का शमन होता है।
- जो व्यक्ति प्रति पंचमी को वटवृक्ष पर दुग्ध अर्पित कर उसकी 11 परिक्रमा करता है उसे सम्मान प्राप्त होता है।
- मास में पड़ने वाली दोनों ही सप्तमी तिथि को जो व्यक्ति वटवृक्ष पर दुग्ध अर्पित कर उसके नीचे अल्पकालिक विश्राम करता है उसकी संतानें सुखी होती हैं तथा उसकी संतान संबंधी चिंता दूर होती है। प्रयोग कुछ समय तक नियमित रूप से करना होता है।
- जो व्यक्ति मास में पड़ने वाली दोनों नवमी तिथियों पर, कुछ मास तक निरंतर दुग्ध अर्पित करता है तथा उसकी 11 परिक्रमा करता है उसे धनादि की प्राप्ति में आने वाले विघ्न दूर होते हैं, उसकी बचत में वृद्धि होती है।
- जो व्यक्ति अध्यात्मिक उन्नति की आकांक्षा रखते हों, उन्हें प्रत्येक एकादशी को बरगद के वृक्ष को दुग्धार्पित करना चाहिये।
- प्रत्येक त्रयोदशी को बरगद पर दुग्धार्पित करने से संबंधित व्यक्ति के सर्वकार्य सिद्ध होते हैं उसका सर्वार्थ कल्याण होता है।
- प्रत्येक चतुर्दशी को वटवृक्ष पर दुग्ध अर्पित करने वाले की देवबाधायें दूर होती हैं, उसे देवकृपा प्राप्त होती है उसके सकंट दूर होते हैं।
- प्रति अमावस्या को वटवृक्ष पर दुग्ध अर्पित कर उसकी परिक्रमा करने से पितृ प्रसन्न होते हैं।
- जो व्यक्ति प्रति पूर्णिमा को वटवृक्ष पर दुग्ध अर्पित कर उसकी योग्य परिक्रमा करता है उसके मनोवांछित कार्य पूर्ण होते है।

वटवृक्ष एवं जलार्पण प्रयोग

पीपल की भाँति वटवृक्ष भी एक महान पूजनीय वृक्ष है। जिस प्रकार इसके पूजन का महत्व है उसकी प्रकार इस पर मात्र जलार्पण से भी साधक को अनेक लाभ होते हैं। वटवृक्ष पर जलार्पण से होने वाले कुछ लाभ मय प्रयोग के दिये जा रहे हैं:-

- जो व्यक्ति वटवृक्ष पर नित्य सुबह सबेरे स्नानादि से निवृत्त होकर जलार्पित कर उसकी 7 परिक्रमा करता है उसका सर्वार्थ कल्याण होता है।
- मानसिक निर्मलता चाहने वाले को नित्य प्रातःकाल के समय स्नानोपरांत शुद्धजल में 2-4 बूँद गंगाजल की मिलाकर वटवृक्ष को अर्पित करनी चाहिये। साथ ही उसकी परिक्रमाएँ लगानी चाहिये।
- जिस व्यक्ति के कार्यों में बाधायें आ रही हों अथवा जिसके कार्य बनते बनते बिगड़ जाते हों उसे शुद्धजल में अल्प मात्रा में दुग्ध मिलाकर सुबह के समय वटवृक्ष पर चढ़ाना चाहिये तथा उसकी परिक्रमा करनी चाहिये।
- जो व्यक्ति प्रत्येक शनिवार एवं मंगलवार के दिन शुद्ध जल में अल्प मात्रा में गुलाबजल मिलाकर वटवृक्ष को अर्पित करता है उसे निम्नांकित लाभ होते हैं:-

    1. उसके धनागम के स्त्रोतों में वृद्धि होती हैं, बरकत बढ़ती है तथा उसके यहाँ लक्ष्मी स्थिर होती है।
    2. यदि उस पर कोई कर्ज होता है तो वह धीरे धीरे घटने लगता है।
    3. उसके स्वास्थ्य में सदैव अनुकूलता बनी रहती है।
    4. उसकी शत्रु पीड़ा दूर होती है, शत्रु खड़े नहीं होते।

- जो व्यक्ति शुद्धजल में अल्पमात्रा में शहद मिलाकर 40 दिनों तक वटवृक्ष को नित्य सुबह के समय शुद्ध होकर, श्रृद्धा के साथ अर्पित करता है उसके संबंध अन्य लोगों के साथ मधुर होते हैं। प्रेम संबंधों में मधुरता आती है।
- सम्मान एवं उच्चपद प्राप्ति के इच्छुक लोगों के लिये वटवृक्ष पर नित्य इत्र मिश्रित जलार्पित करना चाहिये।
- आरोग्य की इच्छा करने वाले को नित्य वटवृक्ष पर शक्कर मिश्रित जल अर्पित करना हितकर है।
- पितरों को प्रसन्न करने हेतु वटवृक्ष पर दक्षिणाभिमुख होकर नित्य जलार्पित करना चाहिए।
- आरोग्य एवं स्वास्थ्य की कामना करनेवाले को वटवृक्ष पर जल में अल्पमात्रा में दधि (दही) मिलाकर चढ़ाना चाहिए।
- जो व्यक्ति शुद्ध जल में अल्पमात्रा में हल्दी का चूर्ण मिलाकर उस जल को वटवृक्ष पर अर्पित करता है उसकी संतानों का कल्याण होता है; उसकी संतानों के कार्यों में आनेवाली बाधायें दूर होती है।
- जल में पुष्पों को डालकर उस जल को वटवृक्ष पर अर्पित करने से अधिकारी उस व्यक्ति पर प्रसन्न होते हैं।

वटवृक्ष परिक्रमा प्रयोग

इस जगत में प्राणी तथा पौधे – ये दो प्रकार के पदार्थ जीवित हैं तथा शेष अन्य पदार्थ अजीवित। सभी जीवित पदार्थों के चारों ओर एक विशेष प्रकार का आभा मण्डल होता है। वटवृक्ष का आभा मण्डल भी इसी क्रम में कहें तो अत्यंत प्रबल एवं मनुष्य जाति का कल्याण करने वाला होता है। इसीलिये इस वृक्ष के नीचे कुछ समय तक नित्य बैठने से अथवा इसकी योग्य परिक्रमा करने से प्रयोगकर्त्ता निश्चय ही लाभान्वित होता है इसमें तनिक भी संदेह नहीं है और यही बात हमारे तमाम धर्मग्रन्थों में लिखी हुई है। नीचे वटवृक्ष की परिक्रमा करने से संबंधित कुछ प्रयोग वर्णित हैं – उन्हें सम्पन्न करके लाभान्वित हुआ जा सकता है:-

- जो व्यक्ति वटवृक्ष पर जलार्पित कर उसकी नित्य परिक्रमा करता है उसे धन एवं आरोग्य की प्राप्ति होती है। केवल शनिवार के दिन वटवृक्ष की परिक्रमा कुछ काल तक करने से अभीष्ट फल की प्राप्ति होती है।
- जो व्यक्ति आखातीज (अक्षय तृतीया) के दिन, सुबह सबेरे स्नानादि से निवृत्त होकर वटवृक्ष की 108 परिक्रमा करता है तथा परिक्रमा करते समय मानसिक रूप से अपने इष्ट मंत्र का जप करता रहता है उसे निम्नांकित लाभ होते हैं:-

    1. उसकी संतानें सुखी होती हैं, उन्हें सफलता मिलती है।
    2. उस व्यक्ति के कार्यों में आने वाली बाधायें दूर होती हैं।
    3. उसे धन और आरोग्य प्राप्त होता है।
    4. उसके यहाँ लक्ष्मी स्थिर होती है।

- यदि कोई व्यक्ति संध्या काल में नित्य वटवृक्ष की 7 परिक्रमा करता है – उसकी सन्तान संबंधी समस्याओं का निदान होता है। परम श्रद्धा एवं विश्वास से जो दम्पति वटवृक्ष की इस प्रकार परिक्रमा करते हैं तो निःसन्तान दम्पत्तियों को भी ईश्वर कृपा से संतान की प्राप्ति होती है।
- बुद्धिबलवर्द्धन की आकांक्षा रखने वालों को वटवृक्ष की परिक्रमा बुधवार के दिन करनी चाहिये।
- जो व्यक्ति प्रति मंगलवार को वटवृक्ष पर जलार्पित कर उसकी परिक्रमा करता है उसे अस्थि कष्ट नहीं होते, चोटादि नहीं लगती, वह एक्सीडेण्ट्स आदि से रक्षित रहता है।
- जो व्यक्ति प्रत्येक सोमवार को स्नानादि से निवृत्त होकर वटवृक्ष की 7 अथवा 11 परिक्रमा करता है उसे कार्यों में आनेवाली बाधायें दूर होती हैं, बार-बार असफल होने वाला इस प्रयोग की बदौलत सफलता प्राप्त करता है।
- प्रति अमावस्या को वटवृक्ष की 108 परिक्रमा करने से तथा परिक्रमा के साथ-साथ अपने इष्ट मंत्र का जाप करने से पितृदोषों का शमन होता है।
- पूर्णिमा के दिन प्रातःकाल स्नानादि से निवृत्त हो अपने इष्ट मंत्र के मानसिक जाप के साथ-साथ जो व्यक्ति वटवृक्ष की परिक्रमा करता है उसे मान-सम्मान, धन एवं आरोग्य की प्राप्ति होती है।

वटवृक्ष और दीपक प्रयोग

यह एक सर्व विदित तथ्य है कि ईश्वराराधना में दीपक का अपना एक विशिष्ट महत्व है। बगैर दीपक के जलाये ईश्वर की पूजा करने से कुछ अधूरापन मालूम देता है वहीं एक दीपक की उपस्थिति भगवान की पूजा अर्चना को एक प्रकार से पूर्णता प्रदान करती है। मुख्यतः पूजन में घी का दीपक प्रज्जवलित किया जाता है किन्तु कुछ विशेष पूजन-अर्चना में विभिन्न तेलों के दीपक भी लगाये जाते हैं। इसी प्रकार भारतीय लोगों में जो कि वृक्षों को भी पूजते हैं, वृक्षों को देवता मानते हैं – वृक्षों के नीचे भी दीपक लगाने का विधान है। इसी क्रम में वटवृक्ष भी एक ऐसा पूजनीय वृक्ष है जिसके नीचे विभिन्न समस्याओं के निवारणार्थत अथवा अभीष्ट कार्य की सिद्धि हेतु अलग-अलग प्रकार से दीपक लगाने का विधान हैं। उनमें से कुछ प्रमुख दीपक प्रयोगों को नीचे लिखा जा रहा है:

- जिस व्यक्ति को स्वयं के स्वास्थ्य अथवा उसके घर परिवार में किसी भी सदस्य के स्वास्थ्य को लेकर चिन्ता हो उसे किसी भी शिवमंदिर के परिसर में लगे हुए वटवृक्ष के नीचे नित्य सुबह के समय 21 दिनों तक गाय के घी का दीपक लगाना चाहिये। यह कार्य वह मिट्टी के बने दीपक से करे तथा दीपक लगाकर उसके समक्ष आरोग्य की कामना करे। ऐसा करने से शीघ्र ही धनात्मक परिणाम दिखाई देने लगेंगे।

- जो व्यक्ति समाज में मान सम्मान चाहते हों – अथवा जो किसी पद – प्रतिष्ठा के आकांक्षी हों उन्हें वटवृक्ष के नीचे मिट्टी के बने हुए दीपक में कपूर मिश्रित घी लेकर उसका दीपक नियमित रूप से 40 दिनों तक लगाना चाहिये। ऐसा करने से उनकी मनोकामना शीघ्र ही सिद्ध होती है।

- जो व्यक्ति अपने मनोवांछित कार्य में बार-बार असफल रहते हों अथवा जिनके कार्यों में बार-बार व्यवधान उपस्थित हो रहे हों – उन्हें किसी भी हनुमान जी के मंदिर परिसर में उपस्थित वटवृक्ष के नीचे 21 दिनों से लेकर 40 दिनों तक नित्य सरसों के तेल का दीपक सुबह के समय लगाना चाहिये। ऐसा करने से ईश्वर की कृपा से शीघ्र ही उनकी मनोकामना सिद्ध होती है, उसके कार्यों में आने वाली रूकावटें दूर होती हैं।
- जिन कन्याओं के अथवा लड़कों के विवाह नहीं हो पा रहे हों उनके विवाह में बाधायें उत्पन्न हो रही हों उन्हें प्रत्येक सोमवार को तथा प्रत्येक पक्ष में आनेवाली तेरस को किसी भी मिट्‌टी के दीपक में अल्पमात्रा में चमेली का तेल लेकर वटवृक्ष के नीचे उस दीपक को जलाना चाहिये। यह कार्य नियमित रूप से निर्धारित वार एवं तिथि पर 4 माह तक करना चाहिये। ऐसा करने से निश्चय ही संबंधित रूकावट दूर होती है।
- जो व्यक्ति कर्ज से पीड़ित हो उसे कर्ज मुक्ति हेतु नियमित रूप से प्रत्येक शनिवार के दिन वटवृक्ष के नीचे तिल के तेल का दीपक जलाना चाहिये तथा उसकी 7 परिक्रमा करनी चाहिये। निश्चय ही उसे अतिशीघ्र धनात्मक परिणाम दिखाई देते हैं।
- जो व्यक्ति शत्रुओं से पीड़ित हो अथवा जिसके शत्रु प्रायः उत्पन्न होते हों – ऐसे व्यक्ति को किसी भी भैंरो मंदिर अथवा शक्ति के मंदिर में उपस्थित वटवृक्ष के नीचे सरसों के तेल में लौंग का एक टुकड़ा डालकर उसका दीपक नित्य संध्या के समय 40 दिनों तक लगाना चाहिये। ऐसा करने से शीघ्र ही उसके शत्रुओं का शमन होता है तथा उसके और भी शत्रु पैदा नहीं होते।
- जो व्यक्ति प्रतिदिन सबेरे स्नानादि से निवृत्र होकर वटवृक्ष के नीचे आटे के बने दीपक में कपूर मिश्रित घी को भरकर यह दीपक लगाता है उसे धनप्राप्ति होती है, उसके कारोबार में वृद्धि होती है, उसका रूका हुआ धन उसे प्राप्त होता है तथा उसके धन संचय में पर्याप्त वृद्धि होती है।

- जिस व्यक्ति को रात्रि में डरावने अथवा मन को खराब करने वाले स्वप्न आते हों – और उसके साथ ऐसा प्रायः होता हो तो उसे प्रति सोमवार के दिन वटवृक्ष के नीचे तिल के तेल का दीपक लगाना चाहिये। साथ ही उस तेल में एक दो दाने इलायची के भी डाल दें। इसके प्रभाव से सवा महीने के अंदर उसकी समस्या दूर हो जाती है।
- जो लोग मानसिक रूप से अत्यंत परेशान रहते हों अथवा प्रायः वे घर परिवार में अथवा अपने कार्य क्षेत्र में अशांति एवं तनाव का अनुभव करते हों – उन्हें प्रतिदिन संध्या के समय वटवृक्ष के नीचे गेहूँ के आटे से निर्मित दीपक में तिल एवं सरसों का तेल मिलाकर भरकर उसका दीपक जलाना शुभ होता है। यह प्रयोग उसे काफी समय तक करना चाहिये। साथ ही दीपक को लगाने के साथ-साथ उसे उस वृक्ष के नीचे 5-7 मिनटो तक मौन बैठना चाहिये। ऐसा करने से उनको शनैः शनैः शांति एवं सतोष की प्राप्ति होती है।
- जो व्यक्ति नौकरी में अपने स्वामी से पीड़ित हो अथवा किसी भी अन्य कारण से वह अपनी नौकरी में अशांति का अनुभव करता हो तो उसे वटवृक्ष के नीचे प्रतिदिन अरण्डी के तेल का दीपक लगाना चाहिये। यह कार्य उसे सुबह के समय करना चाहिये और इसे कम से कम 40 दिनों तक उसे अवश्य करना चाहिये। ऐसा करने से उसे नौकरी में आनेवाली पीड़ा से छुटकारा मिलता है।
- अपने कार्य अथवा कारोबार में उन्नति एवं वस्तिार चाहने वाले व्यक्तियों को किसी भी कूप के समीप स्थित वटवृक्ष के नीचे कपूर मिश्रित घी का दीपक नित्य लगाना चाहिये। इस प्रयोग को कम से कम सवा महीने तक अवश्य ही करना चाहिये किन्तु स्थाई तथा परमधनात्मक फल की प्राप्ति के लिये इसे लगातार करना हितकर है।
- जिसके घर अग्नि का प्रकोप अधिक होता हो अथवा जिन्हें अग्नि भय रहता हो – उन्हें वटवृक्ष के नीचे घी का दीपक लगाना चाहिये। यह कार्य संध्या के समय करना हितकर है।

- चोरों के भय से पीड़ित व्यक्ति को श्रीकृष्ण भगवान के मंदिर के परिसर में उपस्थित वटवृक्ष के नीचे नित्य 40 दिनों तक घृत का दीपक प्रातःकाल के समय लगाना चाहिये।
- विद्या प्राप्ति के आकांक्षी को अथवा ऐसे व्यक्ति को जो अपने बुद्धि बल में वृद्धि करना चाहता है उसे श्री गणेशजी के मंदिर परिसर में उपस्थित वटवृक्ष के नीचे प्रति बुधवार घी का दीपक लगाना चाहिये।
- जो व्यक्ति कामना रहित रहते हुए नित्य वटवृक्ष के नीचे तिल के तेल का दीपक लगाता है उसे ब्रहमा, विष्णु तथा महेश – इन तीनों ही देवों की पूजा का फल प्राप्त होता है। यही नहीं ऐसे व्यक्ति का सर्वार्थ कल्याण होता है तथापि वह कामना रहित है।
- जो व्यक्ति वटवृक्ष के स्तम्भ के उत्तर दिशा की तरफ घी का दीपक लगाता है तथा उसकी परिक्रमा करता है उसपर कुबेर की विशेष कृपा होती है परिणाम स्वरूप उसे धन की प्राप्ति होती है, उसके धन संचय में वृद्धि होती है, धनागम के स्त्रोतों में वृद्धि होती है तथा उसके आभूषणों में इज़ाफा होता है।
- वटवृक्ष के स्तम्भ के दक्षिण दिशा की तरफ तिल के तेल का दीपक नित्य लगाने वाले को अधोलिखित लाभ होते हैं –
    1. उसके पितृदोषों का शमन होता है।
    2. उसके देव दोषों का शमन होता है।
    3. वह अकाल मृत्यु से ग्रसित नहीं होता।
    4. वह जीव हत्या दोष से मुक्त होता है।
- जो व्यक्ति नित्य वटवृक्ष स्तम्भ के पूर्व में गोघृत का दीपक नित्य जलाता है – उसे निम्नलिखित लाभ होते हैं:
    1. उसे और उसके परिवारजनों को आरोग्य प्राप्त होता है।
    2. उसके मानसिक एवं शारीरिक बल में वृद्धि होती है।
    3. उसके आकर्षण एवं प्रभाव में वृद्धि होती है।
    4. उसे धन-धान्य एवं स्वर्णादि धातुओं की प्राप्ति होती है।

- वटवृक्ष के स्तम्भ के पश्चिम तरफ नित्य घी का दीपक लगाने वाले को निम्नांकित धनात्मकताएँ परिलक्षित होती हैं:
    1. उसके ऊपर नजर, तंत्र-मंत्रादि के कुप्रभाव नहीं पड़ते।
    2. उसके शत्रु निर्बल होते हैं।
    3. उसके कार्यों में आने वाली विघ्न-बाधायें दूर होती है।
    4. उसके सम्मान में वृद्धि होती है।
- जो व्यक्ति सम्पूर्ण पितृपक्ष में वटवृक्ष के नीचे सुबह-सबेरे स्नानादि से निवृत्त होकर घृत का दीपक लगाता है उसे निम्नांकित लाभ होता है।
    1. उसके पितृ उसपर विशेष प्रसन्न होते हैं।
    2. उसके पितृदोषों का शमन होता है।
    3. उसके कार्यों में आने वाले विघ्न दूर होते हैं।
    4. उसकी संतानें उन्नति करती हैं।
- जो व्यक्ति नवरात्रि में वटवृक्ष के नीचे कपूर युक्त घृत का दीपक लगाता है उसे धन, आरोग्य, मान-सम्मान तथा विजय प्राप्त होती है।

इस प्रकार हम देखते हैं कि वटवृक्ष पर किसी भी प्रकार से दीपक लगाया जाना व्यर्थ नहीं होता तथा उसके फायदों से अन्जान व्यक्ति भी यदि वटवृक्ष के नीचे दीपक लगाता है तो निश्चय ही वह लाभान्वित होता है।

वटवृक्ष का बोन्साई

आजकल एक विशेष तकनीक चली हुई है जिसके अंर्तगत् बड़े-बड़े वृक्षों को भी उनके मूल स्वरूप के साथ छोटे रूप में गमलों में उगाया जा सकता है, पाला जा सकता है। उदाहरण के लिये एक विशाल आकार लेने वाले वटवृक्ष को गमले में मात्र 1-2 फुट के आकार में विकसित किया जा सकता है। इस तकनीक को "बोन्साई" कहते हैं। इसे सीधे से समझों तो वो ये कि एक विशाल वृक्ष की प्राकृतिक वृद्धि को रोककर उसे छोटे स्वरूप में विकसित किया जाता है। घरों में कई लोग बड़, पीपल, नीम इत्यादि बड़े वृक्षों को बोंसाई बनाकर पालते हैं। बोन्साई किसी भी प्रकार से बनाया हो, किसी भी वृक्ष का हो अच्छा नहीं होता। इसी प्रकार वटवृक्ष का बोन्साई भी ऋणात्मक फलदायी होता है। इसके बोन्साई बनाने और रखने वालों को निम्नांकित ऋणात्मकताओं का सामना करते हुए देखा गया है:-

- उनकी तथा उनके परिवारजनों की उन्नति पर रोक लगती है।
- उनकी संतानें कष्टपाती हैं अथवा उन्हें संतान संबंधी कष्ट होता है।
- उन्हें कारोबार में प्रायः नुकसान होता है। आर्थिक संकट भी खड़ा होता है।
- शत्रु ऐसे लोगों पर हावी होते देखे गये हैं।
- उन्हें और उनके घर में रहने वालों का स्वास्थ्य समय-समय पर बिगड़ता रहता है।
- उनकी प्रतिष्ठा को भी खतरा हो सकता है।
- उन्हें कई अवांछित समस्याओं का सामना करना पड़ता है।

वटवृक्ष, हनुमान और तुलसीदास

यह आश्चर्य का विषय नहीं है कि एक लघुकाव्य न केवल भारतीय हिन्दुओं में बल्कि विदेशों में भी अनेक लोगों को कण्ठस्थ है। हिन्दुओं में इस काव्य को अत्यंत श्रृद्धा और विश्वास के साथ पढ़ा जाता है। उनकी मान्यता है कि इसके नित्य पाठ करने से न केवल उनका हर प्रकार से संकट दूर होता है बल्कि उनपर तंत्र, मंत्र, भूत-प्रेतादि का प्रभाव भी नहीं पड़ता है। यह लघुकाव्य ''हनुमान चालीसा'' के नाम से जाना जाता है। इसकी रचना गोस्वामी तुलसीदास जी ने की थी तथा यह कार्य उनके द्वारा प्रभु की कृपा से अनायास हो गया था। दरअसल जिस गाँव में तुलसीदासजी रहा करते थे उसी गाँव के बाहर एक विशाल वटवृक्ष था। उस वटवृक्ष के पास कोई भी व्यक्ति रात्रिकाल में नहीं जाता था – यह मानकर कि उसमें किसी भूत-प्रेत का निवास था। एक बार गोस्वामी जी के मित्रों में शर्त लगी कि रात्रि को बारह बजे उस वट के पास अकेला जाकर जो वापस आ जायेगा – वह शर्त जीत जायेगा। तुलसीदासजी ने शर्त को स्वीकारा तथा उस वटवृक्ष के पास वे रात्रि को 12 बजे गये। वृक्ष के पास जाते ही उनके मुख से ये काव्य स्वतः फूट पड़ा। वे उस वृक्ष के पास न केवल गये बल्कि उसके नीचे कुछ समय तक रूके भी। 'हनुमान चालीसा' की उत्पत्ति के पीछे इस प्रकार वटवृक्ष का हाथ था। आज भी जो व्यक्ति वटवृक्ष नीचे हनुमान चालीसा को 7 बार नित्य पढ़ता है उसे निम्नांकित प्रमुख लाभ होते है –

1. उसे आरोग्य प्राप्त होता है। उसके शारीरिक और मानसिक बल में वृद्धि होती है।
2. उसे न तो कोई संकट परेशान कर पाता है और न ही स्थायी रहता है।
3. उसे सुख-समृद्धि तथा साक्षात् श्री हनुमान जी की कृपा प्राप्त होती है।
4. उसकी संतानें एवं स्त्री सुखी रहती हैं।
5. उसके शत्रु परास्त होते हैं।

वटवृक्ष और हवन

जैसा कि विदित है, पीपल के समान वटवृक्ष में भी देवताओं का वास होता है। यही नहीं, पीपल के समान इस पर भी भूत-प्रेत, यक्ष इत्यादि का अर्थात् आरूणी, यक्षिणी तथा उनकी 20 हजार सहयोगी यक्षिणियों का भी निवास होता है। ये सभी शक्तियाँ सूर्यलोक की शक्तियाँ होती हैं तथा अत्यंत ही प्रभावशाली तथा त्वरित फल प्रदान करने वाली होती हैं। यही कारण है कि अनेक कल्याणकारी यज्ञों को वटवृक्ष के नीचे करने का विधान हमारे धर्मग्रंथों में निहित है। वटवृक्ष के नीचे यज्ञ करने से दी गई आहुतियाँ सीधे ही इन शक्तियों को प्राप्त होती हैं। वटवृक्ष के नीचे किये जाने वाले कुछ यज्ञों का वर्णन तथा उनसे प्राप्त श्रेष्ठ फलों का उल्लेख निम्नानुसार हैः-

• **पुत्र अथवा संतान प्राप्ति यज्ञ**ः- कई बार ऐसा देखने में आया है कि पति-पत्नि दोनों में ही कोई शारीरिक दोष नहीं होता, इसके बा. वजूद भी उन्हें संतान प्राप्त नहीं होती अथवा किसी-किसी को संतानें तो होती हैं किन्तु वे लड़कियाँ ही होती है या केवल लड़के होते हैं। ऐसी स्थिति में संबंधित दम्पत्तियों को वटवृक्ष के नीचे संतान प्राप्ति हेतु अथवा मनोकूल संतान प्राप्ति हेतु यज्ञ करना चाहिये। इस यज्ञ हेतु काले तिल, जव, देशी कपूर, कच्चे चावल, गुड़, गूगल, चंदन चूर्ण बड़ी एला, मखाने तथा घी मिलाकर – इन पदार्थों की एक सौ आठ आहुतियाँ देनी चाहिये। ये आहुतियाँ श्रीकृष्ण मंत्रों के साथ हों। श्रीकृष्ण भगवान को कोई भी मंत्र (जैसे कि **"ॐ नमो भगवते वासुदेवायः स्वाहा"**) इसके लिये अनुकूल है। 108 आहुतियों के पश्चात् पति-पत्नि दोनों एक श्रीफल को हाथ में एक साथ लेकर अपनी मनोकामना के साथ अग्नि को समर्पित कर दें। इस प्रकार का यज्ञ प्रतिमाह पूर्णिमा को करें तथा कम से कम 3 बार लगातार इसे सम्पन्न करें। निश्चय ही ऐसा करने से उनकी मनोकामना अवश्य ही पूर्ण होगी। इस यज्ञ को पूर्ण श्रद्धा एवं विश्वास के साथ सम्पन्न करना चाहिये।

• **यश एवं सम्मान प्राप्ति हेतु यज्ञ**:- सम्मान एवं यश प्राप्ति की आकांक्षा रखने वाले व्यक्तियों को वटवृक्ष के नीचे उनके जन्म नक्षत्र वाले दिन प्रति पूर्णिमा के दिन 5 पूर्णिमा तक काले तिल, चंदन चूर्ण, बड़ी इलायची, चावल, शक्कर, गूगल, लवंग, मखाने तथा घी मिलाकर उसकी 108 आहुतियाँ अर्पित करनी चाहिये। प्रत्येक आहुति अपने इष्ट मंत्र के साथ करें। आहुतियों को पूर्ण कर हाथ में एक श्रीफल लेकर अपनी भावना के साथ उसे हवनकुण्ड में अर्पित कर दें। इस प्रकार का हवन करने से निश्चय ही संबंधित व्यक्ति का समाज में मान-सम्मान बढ़ता है, उसकी कीर्ति बढ़ती है तथा उसे पुरस्कार प्राप्त होता है।

• **सर्वबाधा हरण यज्ञ**:- जो व्यक्ति वटवृक्ष के नीचे पीपल की समिधाओं के साथ मात्र घी और गूगल का हवन करता है तथा पाशुपतास्त्र मंत्र को मात्र 3 बार पढ़ता है, उसके अधोलिखित कार्य सम्पन्न होते हैं:- (यह मंत्र इसी पुस्तक में अन्यत्र दिया हुआ है)

1. उसके कार्य निर्विघ्न होते हैं अर्थात् उसके कार्यों में आने वाली विघ्न-बाधायें दूर होती हैं।
2. कई दिनों से बाधित उसका कोई भी कार्य सम्पन्न हो जाता है।
3. कोर्ट कचहरी आदि में उसकी विजय होती है तथा उसके शत्रु पराजित होते हैं।
4. कोई भी व्याधि जो उसके शरीर में काफी दिनों से चली आ रही हो, वह शनैः शनैः ठीक हो जाती है। उसे शनैः शनैः आरोग्य प्राप्त होता हैं।

यह यज्ञ एक-एक माह के अन्तराल में तीन बार शुक्ल पक्ष की त्रयोदशी को शुल्क पक्ष की त्रयोदशी को करना चाहिये।

• **विद्या प्राप्ति यज्ञ**:- कई बार कोई-कोई बच्चे अध्ययन में कमजोर होते हैं अथवा कोई व्यक्ति किसी विशिष्ट अथवा उच्च शिक्षा प्राप्त करना चाहता है, लेकिन किसी भी कारणवश वह उसे प्राप्त कर नहीं पाता या कोई विद्यार्थी बार-बार परीक्षा में असफल रहता है, तो ऐसी

किसी भी समस्या के निवारण हेतु **"ॐ ऐं नमः स्वाहा"** मंत्र के साथ वटवृक्ष के नीचे पूर्वाभिमुख बैठकर 108 आहुतियाँ देवें। इस यज्ञ को प्रत्येक गुरूवार कम से कम 11 गुरूवार सम्पन्न करें। निश्चय ही धनात्मक परिणाम प्राप्त होंगे। आहुति हेतु केवल कपूर, चाँवल, मखाने, गूगल, गूड़ तथा घी – इन पदार्थों को लेवें।

• **धन प्राप्ति हेतु यज्ञ**:- लक्ष्मी प्राप्ति के आकांक्षियों को प्रत्येक शनिवार प्रातःकाल के समय, वटवृक्ष के नीचे अःधोलिखित पदार्थों को मिलाकर उनकी 108 आहुतियाँ देनी चाहिये। प्रत्येक आहुति **"ॐ श्री महालक्ष्म्यै नमः स्वाहा"** मंत्र के साथ अथवा किसी भी लक्ष्मी मंत्र के साथ देनी चाहिये। आहुति हेतु पदार्थ निम्न हैं – कपूर, गूगल, चंदन चूर्ण, इलायची, लवंग, चावल और घी।

• **तंत्र-मंत्र के प्रभावों को काटने हेतु अथवा उनसे बचने हेतु**:- तंत्र-मंत्र के प्रभावों से बचने हेतु अथवा उनसे मुक्ति हेतु वटवृक्ष के नीचे केवल बिल्व पत्रों को घी लगाकर उसकी 108 आहुतियाँ देनी चाहिये। यह कार्य 9 सोमवार अथवा 2 अमावस्या लगातार करना होता है। प्रत्येक आहुति **"ॐ श्री भूतेश्वराय नमः स्वाहा"** अथवा **"ॐ श्री महाकालेश्वराय नमः स्वाहा"** मंत्र के साथ करनी चाहिये।

• जो व्यक्ति वटवृक्ष के नीचे लगातार एक पक्ष (15 दिनों तक) अधोलिखित महामृत्युज्य मंत्र के साथ काले तिल, जव, धूनी की राल, लवंग, नागर मोथा, निम्ब पत्र, बिल्व पत्र, बड़ी इलायची, गोखरू, गुड़, कच्चे चावल और घी की मात्र 27 अथवा 108 आहुतियाँ देता है, उसे निम्नांकित लाभ होते हैं:-

1. उसकी अकालमृत्यु नहीं होती। उस पर लगा अकालमृत्यु दोष अथवा देवदोष समापत होता है अथवा किसी भी जीव की हत्या का दोष दूर होता है।
2. उसके परिजन आरोग्य प्राप्त करते हैं। उसके घर बीमारियों का सिलसिला टूटता है। घर में आरोग्य का निवास होता है।

3. उस पर जादू-टोना, तंत्र-मंत्रादि का प्रभाव नहीं पड़ता है।

4. अत्यधिक बीमार व्यक्ति का बीमारी से छुटकारा होता है। गंभीर रोग से वह मुक्त होता है।

5. नजर ढीठ इत्यादि का प्रभाव साधक पर तथा उसके परिजनों पर नहीं पड़ता है।

महामृत्युञ्जय मंत्र निम्नानुसार हैः-

''ॐ त्र्यंम्बकं यजामहे सुगन्धिम् पुष्टि वर्धनम् ।
उर्वारूकमिव बन्धनात्मृत्योर्मुक्षीय मामृतात् ।।''

• **पितृ देवताओं की शांति के लिये**:- वट के नीचे पितृशांति यज्ञ करने से परम लाभ होता है। इसमें सामान्य हवन की सामग्री लेकर, उसमें पर्याप्त गूगल धूनी की राल एवं घी मिलाकर **"ॐ पितृ देवताभ्यो नमः स्वाहा"** मंत्र के साथ 108 आहुतियाँ दें।

• **सर्वार्थ कल्याण हेतु**:- वटवृक्ष के नीचे जो व्यक्ति गायत्री मंत्र के साथ केवल चाँवल, कपूर, गूगल और घृत मिलाकर हवन करता है, उसका सर्वार्थ कल्याण होता है। गायत्री मंत्र निम्नांकित हैं:-

गायत्री मंत्र – **''ॐ भूभुर्वः स्वः तत्सवितुर्वरेण्यंम् ।**
भर्गो देवस्य धीमहि धियो योनः प्रचोदयात् ।।

स्वाहा – बोलकर आहूति दें।

वट की जटा का एक दिव्य प्रयोग

वटवृक्ष की वायुवीय जटा का यह दिव्य प्रयोग अत्यंत ही सरल एवं प्रभावी है। इस प्रयोग के अंर्तगत् किसी भी वटवृक्ष के ऐसी वायुवीय जटा (जो जटा शाखाओं से नीचे की ओर लटकती है) की स्थिति पर नजर रखना होती है। ऐसी ही कोई जटा जो कि जमीन से ठीक टकराने वाली हो अर्थात् जमीन को स्पर्श करने वाली हो तथा वह पूर्व दिशा की ओर हो अर्थात् उसके समक्ष सूर्य निकलता हो दिखाई देने पर उसे गुरूवार के दिन शुभ मुहूर्त में अथवा गुरू पुष्य योग में कुंकु-अक्षत से पूज लें तथा उसके 2 से 4 इन्च भाग को तोड़ लें। इससे कुद लम्बा हिस्सा भी तोड़ा जा सकता है और यह हिस्सा नीचे वाला ही होना चाहिये। यथासंभव इसे तोड़कर पृथक करें अथवा किसी ताम्र की छूरी से काटें। लौहे के चाकू का प्रयोग न करें। इसे घर लाकर गंगाजल आदि से धोकर इसका पुनः पूजन करें तथा तिजोरी में सुरक्षित रख दें। इस प्रकार से विधि अनुसार प्राप्त की गई जड़ को रखने से अधोलिखित लाभ होते हैं –

- प्रयोगकर्त्ता के धन में वृद्धि होती है, धनागम बढ़ता है।
- उसके परिवार में वृद्धि होती है, संतान वृद्धि होती है।
- उसकी शत्रु पीड़ा न्यून होती है।
- उसके कार्यों में आने वाली विघ्नबाधायें दूर होती है।
- उसके मान सम्मान में वृद्धि होती है।
- उसके परिजन सुरक्षित रहते हैं, स्वस्थ रहते हैं।
- उसके यहाँ धनहानि होने की संभावना नगण्य होती है।

वट जटा और शत्रु पीड़ा निवारण

वटवृक्ष की जटा के इस प्रयोग से शत्रुपीड़ा को न्यून किया जा सकता है। कई लोग उनके अज्ञात शत्रुओं से परेशान रहते हैं – अर्थात् उनके कतिपय ऐसे शत्रु होते हैं जो सामने नहीं आते तथा पीठ पीछे से उन पर "वार" करते हैं, उन्हें नुकसान पहुँचाते हैं। इसके निवारणार्थ बरगद की जटा के एक टुकड़े को रविवार के दिन जब पुष्यनक्षत्र पड़े – निकाल लावें। इसको पृथक करने हेतु पहले इससे प्रार्थना करें इस पर कुंकु लगावें, अक्षत चढ़ावें और फिर इसे पृथक करें। पृथक करने हेतु लौहे के चाकू अथवा ब्लेड का प्रयोग न करें। लौहे से श्रेष्ठ कोई भी धातु के चाकू का प्रयोग किया जा सकता है। इस जटा को निकालकर घर ले आवें। अब, किसी बटर पेपर पर निम्नांकित यंत्र काली स्याही से बना कर जहाँ 'अमुक' लिखा है वहाँ "अज्ञात शत्रु" लिख दें। इस यंत्र को किसी भी रेशमी डोरे से जटा पर लपेट दें तथा इसे किसी भी नदी में प्रवाहित कर दें। ऐसा करने से उसे शीघ्र ही धनात्मक परिणाम दिखाई देते हैं। यंत्र निम्नानुसार है –

३३३३	११	६६६६
११	"अमुक"	११
३३३३	११	६६६६

वट के पत्ते का श्रीवर्द्धन प्रयोग

किसी भी शनिवार के दिन पूर्व दिशा की ओर मुख करके वटवृक्ष का एक बड़ा पत्ता हाथ जोड़कर प्रार्थना करके तोड़ लें। इस पत्र को घर ले आवें। घर लाकर कुशा के आसन पर पूर्वाभिमुख बैठकर, पास ही में घी का दीपक जलाकर, अनार की कलम एवं अष्टगंध की स्याही से उस पर निम्नांकित यंत्र बनाकर उसके नीचे लिखे हुए मंत्र को भी लिख दें। इसको बना लेने के पश्चात् इस पत्र को किसी लकड़ी के पाटे पर एक कोरा पीलावस्त्र बिछाकर उस पर इसको रखकर इसका पूजन कर लें। पूजन करके इसे तिजोरी में सुरक्षित रख लें। नित्य इसे अगरबत्ती दिखावें ऐसा करने से निम्न लाभ होते हैं –

- घर की बरकत में वृद्धि होती है।
- घर में आय के स्त्रोतों में वृद्धि होती है।
- कर्ज़ में न्यूनता आती है।
- धन हानि अनर्गल माध्यमों से नहीं होती।

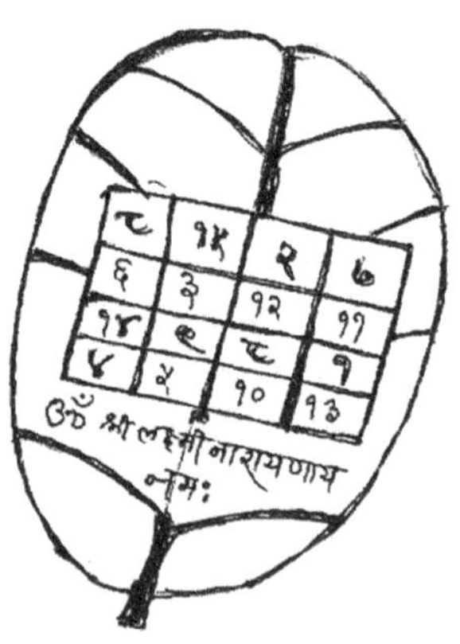

वट की जटामूल का एक चमत्कारिक प्रयोग

यह एक सरल प्रयोग है किन्तु इसके लिये एक ऐसा वटवृक्ष ढूढ़ना होता है जिसकी पूर्ववाली शाखाओं से जटामूलें निकल रही हों तथा नीचे की तरफ बढ़ रही हों। हमें ध्यान रखना होता है कि ये जड़ें कब तक आकर जमीन को स्पर्श करेंगी? जब ये जड़े जमीन को स्पर्श करें उस समय गुरू-पुष्य योग में अर्थात् जब गुरूवार के दिन पुष्य नक्षत्र पड़े उस दिन इस जमीन को स्पर्श करती हुई जटामूल का थोड़ा सा टुकड़ा इससे प्रार्थना करके निकाल लें अर्थात् तोड़ लें। इस टुकड़े को घर ले आवें तथा इसको साधारण तरीके से पूज लें तथा संभाल कर तिजोरी में रख लें। इसको तिजोरी में रखने से निम्नांकित लाभ होते हैं –

- इसको रखने से घर में श्रीवृद्धि होती है धनागम के स्त्रोतों में वृद्धि होती है।
- संबंधित व्यक्ति का रूका हुआ पैसा उसे प्राप्त होता है।
- उसे धोखे की संभावना कम होती है।
- उसके घर आने वाले मेहमान सम्मानित होते हैं अर्थात् उस घर में मेहमान आकर प्रसन्न होते हैं।
- उसके हाथों से पुण्यकार्य होते हैं।
- उसका बेवजह नुकसान नहीं होता, उसके यहाँ चोरी, आगजनी आदि की संभावना अतिन्यून होती है।
- उसे आरोग्य की प्राप्ति होती है।
- उसकी जन्म पत्रिका में राहू की पीड़ा दूर होती है। इस प्रकार राहू ग्रह की विपरीतता से होने वाली रूकावटें अथवा ऋणात्मकताएँ दूर होती हैं।

वटवृक्ष का एक दिव्य प्रयोग

वटवृक्ष का यह दिव्य प्रयोग अत्यंत ही विलक्षण एवं प्रभावी है – हालाकि किसी भाग्यवान को ही यह नसीब होता है। यह असंभव सा प्रतीत होता है किन्तु होता जरूर है कि कभी-कभी बरगद के वृक्ष के नीचे एक अन्य छोटा 'बड़' का पौधा भी विकसित होने लगता है। याने 'बड़' के नीचे 'बड़' – ऊपर भी 'बड़' नीचे भी 'बड़'। ऐसा सुयोग किसी को नजर आ जावे तो पहले उसे देखना चाहिये कि नीचे वाला बड़ बहुत छोटा है अथवा बड़ा। यदि वह छोटा हो – और इतना छोटा कि उसे आसानी से निकाला जा सके तब तो बहुत अच्छा। ऐसी दशा में इस 'बड़' को किसी भी दिन गुरू-पुष्य अथवा 'रवि-पुष्य' योग में एक दिन पूर्व निमंत्रण देकर, दूसरे दिन सुबह सबेरे प्रार्थना करके निकाल लेवें और घर ले आवें। यदि वह पौधा बड़ा हो तो उसे वहीं रहने दें तथा उस पर नित्य जलार्पित कर उसकी परिक्रमा करें, उसके नीचे 2 अगरबत्तियाँ रोजाना जलावें तथा कल्याण की कामना करें। यदि घर लायें हो तो उसे तिजोरी में सम्भाल कर सुरक्षित रखें। दोनों ही स्थिति में निम्नांकित लाभ साधक/प्राप्तकर्ता को होते हैं –

- इसको भुजा में बाँधने से आकर्षण वृद्धि होती है।
- उसके घर में बरकत वृद्धि होती है, धनागम बहुत ज्यादा होने लगता है।
- उसकी बेवजह हानियाँ बंद हो जाती हैं उसका धन शनैः – शनैः बढ़ने लगता है।
- उसके यहाँ लक्ष्मी स्थिर हो जाती है।
- उसकी सामाजिक प्रतिष्ठा में वृद्धि होती है, उसे पुरस्कार मिलते है।
- नौकरी करने वाले को प्रमोशन तथा सम्मान दोनों ही प्राप्त होते हैं।
- उसका घर-परिवार कुदृष्टि दोषों से बचा रहता है।
- उसको आरोग्य प्राप्त होता है, उसके परिजन स्वस्थ रहते हैं।

वटवृक्ष के बाँदे का एक आकर्षण वृद्धि प्रयोग

कभी-कभी ऐसा देखने में आता है कि किसी किसी वृक्ष की शाखा पर अथवा उसके स्तम्भ में कोई दूसरे पौधे की जड़ प्रवेश कर जाती है जिसके कारण वह पौधा बजाय जमीन के, उसी पौधे से भोज्य पदार्थों का शोषण कर विकसित होता है। ऐसे पौधे को जो पर जीवी के बतौर अन्य बड़े पौधे (वृक्ष) पर विकसित होता है उसे उसका बाँदा कहते हैं। जैसे कि पीपल के वृक्ष पर कोई छोटा वृक्ष पनपे तो उस छोटे वृक्ष को उसका बाँदा कहेंगे। इसी प्रकार यदि वटवृक्ष पर कोई अन्य पौधा पनपे तो वह पौधा वटवृक्ष का बाँदा कहलाता है। वट का बाँदा आकर्षण हेतु प्रमुख प्रभावी होता है। जब भी कभी किसी को वट का बाँदा दिखाई दे तो वह उसका ध्यान रखे तथा जिस दिन रविपुष्य योग हो अथवा गुरूपुष्य योग हो (रविपुष्य से तात्पर्य ये है कि रविवार का दिन हो तथा पुष्य नक्षत्र हो तथा गुरूपुष्य से तात्पर्य है कि गुरूवार के दिन पुष्य नक्षत्र हो) उसके एक दिन पूर्व उस बाँदे के पास जावें तथा उस पर पीले चाँवल एवं जलार्पित कर उसके पास में 2 अगरबत्तियाँ जलाकर हाथ जोड़कर प्रार्थना करे कि ''हे वनस्पति देवी! कल मैं आपको सादर मेरे साथ ले जाऊँगा आप मेरे घर में निवास कर मेरे अभीष्ट कार्य को सिद्ध करना''। ऐसी प्रार्थना करके आजावें तथा दूसरे दिन सुबह सबेरे पुनः प्रार्थना कर उसे निकाल लावें। वटवृक्ष के इस बाँदे को घर में सुरक्षित रखने से तथा इसके एक टुकड़े को अपने पास रखने से निम्नांकित लाभ होते हैं:-

- धारक का मान सम्मान समाज में बढ़ता है, उसके आकर्षण में वृद्धि होती है।
- धारक के घर परिवार में अमन चैन बना रहता है, परिवार में तनाव नहीं रहता।
- इस बाँदे के रखने वाले के शत्रु नहीं होते।
- जिस घर में ये बाँदा होता है उस घर में धनागम बढ़ता है, बचत होती है।
- उस घर के वासी स्वस्थ रहते हैं।

वटवृक्ष एवं दिव्य पार्वती स्तोत्र
(विवाह हेतु एवं दाम्पत्य सुख हेतु)

कई बार किसी भी कन्या का विवाह लाख प्रयत्नों के बावजूद भी नहीं होता। कन्या में किसी भी प्रकार की कमी नहीं रहती, वह पर्याप्त सुंदर होती है, गृहकार्य में दक्ष होती है, पढ़ी लिखी होती है, खानदानी होती है – बावजूद इसके उसका विवाह नहीं हो पाता। इसके निवारण हेतु संबंधित कन्या को नित्य अधोलिखित स्तोत्र का स्नानादि से निवृत्त होकर, वटवृक्ष को सुबह सबेरे जलार्पित कर उसकी परिक्रमा कर उसके नीचे घी का दीपक प्रज्जवलित करके कम से कम 21 बार वाचन करना चाहिये। इसका पाठ 4 माह तक लगातार करने से अभीष्ट कार्य सिद्ध होता है। यही नहीं यदि कोई स्त्री जो कि विवाहित हो यदि वह भी इसी प्रयोग को वटवृक्ष के नीचे सम्पन्न करती है तो उसका दाम्पत्य जीवन सुखमय होता है, पति-पत्नी में पर्याप्त प्रेम बना रहता है स्तोत्र निम्नानुसार है:-

बालार्कायुतसत्प्रभां करतले लोलाम्बुमालाकुलां
मालां सन्दधर्तीं मनोहरतनुं मन्दस्मिताधोमुखीम् ।
मन्दं मन्दमुपेयर्षीं वरियतुं शम्भुं जगन्मोहिनीं
वन्दे देवमुनीन्द्रवन्दितपदाम् इष्टार्थदां पार्वतीम् ।।

नोट:- यदि कन्या प्रबल मंगली हो तथा मंगल दोष की वजह से उसके विवाह में बाधा उत्पन्न हो रही हो तो ऐसी दशा में उस कन्या को उपरोक्त स्तोत्र का पाठ पंचमुखी दीपक जलाकर फिर करना चाहिये। ऐसा करने से बाधक मंगल का बल न्यून हो जाता है तथा वैवाहिक बाधा दूर हो जाती है।

सर्वार्थ मंगल हेतु वटवृक्ष के नीचे जपाजाने वाला विशेष मंगला स्तोत्र

कई व्यक्ति अनेक घटनाओं से परेशान रहते हैं मसलन उनके साथ प्रायः दुर्घटनायें होती रहती हैं, वे प्रायः बीमार होते रहते हैं, उनके कार्यों में उन्हें पर्याप्त सफलता हाथ नहीं लगती, उनके घर परिवार में नाना प्रकार के अमंगल होते रहते हैं उनके घर किसी भी प्रकार के मांगलिक कार्य नहीं हो पाते तथा ऐसी ही अनेक घटनाएँ होती रहती हैं या यूँ कहें कि हर प्रकार से अमंगल होता रहता है। इस हेतु घर के मुखिया को प्रति मंगलवार भगवान शिवजी के द्वारा कहे गये अधोलिखित 'मंगल स्तोत्र' का 7-7 बार वाचन वटवृक्ष के नीचे, पूर्वाभिमुख होकर लगातार 3 माह तक करना चाहिये। स्तोत्र का पाठ करने के पूर्व वटपर जलार्पित कर उसकी परिक्रमा भी करें। स्तोत्र इस प्रकार है –

रक्ष रक्ष जगन्मातर्देवि मंगल चण्डिके ।
हारिके विपदां राशेर्हर्षमंगल कारिके ।।१।।
हर्ष मंगल दक्षे च हर्ष मंगल चण्डिके ।
शुभ मंगल दक्षे च शुभ मंगल चण्डिके ।।२।।
मंगले मंगलार्हे च सर्व मंगल मंगले ।
सतां मंगलदे देवी सर्वेषां मंगलालये ।।३।।
पूज्या मंगलवारे च मंगलाभीष्ट दैवते ।
पूज्ये मंगल भूपस्य मनु वंशस्य संततम् ।।४।।
मंगलाधिष्ठात् रे च मंगलानां च मंगले ।
संसार मंगलाधारे मोक्ष मंगलदायिनि ।।५।।
सारे च मंगलाधारे पारे च सर्व कर्मणाम् ।
प्रति मंगलवारे च पूज्ये च मंगलप्रदे ।।६।।
स्तोत्रेणानेन शम्भुश्च स्तुत्वा मंगल चण्डिकाम् ।
प्रति मंगलवारे च पूजां कृत्वा गतः शिवः ।।७।।
देव्याश्च मंगल स्तोत्रं यः श्रृणोति समाहितः ।
तन्मंगलं भवेच्छश्वन्न भवेत् तदमंगलम् ।।८।।

विभिन्न परा बाधाओं को दूर करने हेतु सरल प्रयोग

किसी भी गुरूवार के दिन सुबह सबेरे स्नानादि से निवृत्त होकर वटवृक्ष के नीचे जाकर उसे जलार्पित कर उसकी परिक्रमा करलें। तदुपरान्त उसके नीचे 2 अगरबत्ती जलाकर उसके समक्ष ऊनी अथवा कुशा के आसन पर पूर्वाभिमुख बैठकर किसी भी भोज पत्र पर निम्नांनकित 'नारायण शस्त्र मंत्र' को अनार की कलम से गोरोचन की स्याही से लिख लें। उसी अगरबत्ती का धूम्र इसे दिखा दें। इसके पश्चात् इसी मंत्र को वही पर 27 बार जपें और फिर घर ले आवें। इसे चाँदी अथवा ताँबे के ताबीज में भरकर अगरबत्ती की धूनी देकर गले में पीड़ित व्यक्ति को पहना दें। इसके प्रभाव से उस व्यक्ति की अनके बाधायें दूर होती हैं – विशेष रूप से वह ग्रहों के कुप्रभावों से मुक्त होता है, वह प्रेतबाधा, देव-बाधा, उन्माद इत्यादि की बाधाओं से भी ईश्वर और वटवृक्ष की कृपा से शनैः – शनैः मुक्ति पाता है। 'नारायण शस्त्र मंत्र' नीचे दिया गया है:-

''नारायण शस्त्र मंत्र''

ॐ नमो भगवते श्री नारायणाय नमो नारायणाय विश्वमूर्तये नमः श्री पुरूषोत्तमाय पुष्पदृष्टिं प्रत्यक्षं वा परोक्षं वा अजीर्ण पंच विषुचिकां हन-हन ऐकाहिक द्वयाहिकं द्वयाहिकं ज्वरं नाशय नाशय चतुरशीति वातानष्टादशकुष्ठान् अष्टादश क्षय रोगान् हन-हन सर्वदोषान् भंजय भंजय तत्सर्व नाशय नाशय शोषय शोषय आकर्षय शत्रून् मारय मारय उच्चाटयोच्चाटय विद्वेषय विध्वंसय चक्रं गृहात्वा शीघ्रज्ञमागच्छागच्छ चक्रेण हत्वा परविद्यां छेदय छेदय भेदय भेदय चतुःशीतानि विस्फोटय विस्फोटय आर्शवातशूलदृष्टिसर्पसिंह व्याघ्रद्विपचतुष्पाद पदबाह्यान्दिवि भुव्यन्तरिक्षे अन्येपि केचित् तात्द्वेषकान् सर्वान् हन-हन विदयृन्मेघ नदी पर्वताटवीसर्वस्थानरात्रिदिन पथ चौरान् वशं कुरू कुरू हरिः ओम् नमो भगवते हीं हुम फट् स्वाहा ठः ठं ठं ठः नमः

वट की छाल के औषधिक प्रयोग

वटवृक्ष की छाल भी अत्यधिक औषधिक महत्व की होती है। इसके कुछ सरल प्रभावी एवं हानिरहित कुछ औषधिक महत्व निम्नानुसार हैं –

• **पेशाब में शक्कर जाने पर**:- वट की लगभग 10-20 ग्राम छाल लें तथा उसे दरदरा कूट लें। इस छाल को लगभग 250 मि.ली. जल में डालकर उसे इतना उबालें कि जल की मात्रा आधी रह जावे। इसके पश्चात् इसे छान लें। इस प्रकार बने काढ़े को दिन में 3 बार 20-20 मि.ली. मात्रा में लेने से पेशाब में जाने वाली शक्कर की मात्रा शनैः शनैः आना बंद हो जाती है।

• **वीर्य्य दोष में**:- जिन पुरूषों में वीर्य्य में कमजोरी होती है उनके लिये भी उक्त काढ़ा परम हितकर है। ऐसे व्यक्तियों को दिन में 2 बार अर्थात् सुबह और रात्रि में शयन करने जाने के 1-2 घण्टे पूर्व 20-20 मि.ली. इस काढ़े को पीकर ऊपर से औटाया हुआ दूध पीना चाहिये। चाहें तो दूध में बादाम-पिस्ता आदि भी मिला सकते हैं। ऐसा नित्य कुछ समय तक प्रयोग करने वाले को निम्नांकित लाभ होते हैं:-

1. उसका वीर्य्य गाढ़ा होता है।
2. उसके वीर्य्य की मात्रा में वृद्धि होती है।
3. उसके वीर्य्य में शुक्राणुओं की संख्या बढ़ती है।
4. उसके स्तम्भकाल में वृद्धि होती है।

• **दंत रोगों में**:- कई बार अनेक व्यक्तियों के दाँतों में कीड़े लग जाते हैं अथवा उनमें रक्त का रिसाव होता है अथवा पायरिया के प्रारंभिक लक्षण प्रकट हो रहे हों अथवा मसूड़े कष्ट दे रहे हों – इस प्रकार दाँत तथा मसूड़ों के अनेक रोगों में उपरोक्तानुसार बनाये गये

काढ़े से दिन में 3 बार कुल्ला करने से अत्यधिक लाभ होता है। संबंधित व्यक्ति के दाँत एवं मसूड़ों की समस्या शनैः शनैः न्यून होते हुए अन्त में समाप्त हो जाती है।

• **मधुप्रमेह/डायबिटीज में**:- मधुप्रमेह की स्थिति में वटवृक्ष की छाल की लगभग 10 ग्राम मात्रा लाकर उसे दरदरा कूट लें। रात्रि में इसे लगभग एक गिलास पानी में, जिसे कि काँच के गिलास में लिया गया हो, डाल दें। दूसरे दिन सुबह इस जल को छान लें तथा संबंधित रोगी उसे पी ले। यह प्रयोग नित्य कुछ दिनों तक करने से मधुप्रमेह में बहुत आराम मिलता है शक्कर की मात्रा न्यून होती है।

• **त्वचारोगों में**:- दाद, खाज, खुजली, इत्यादि के निवारणार्थ बरगद की छाल की पर्याप्त मात्रा लेकर उसे जलाकर उसकी भस्म बना लें। इसी प्रकार थोड़ी सी मैंगनियाँ बकरी की लावें तथा उन्हें भी पीस लें। अब, दोनों चूर्ण को मिला दें। इसमें थोड़ा सा गोमूत्र मिलाकर जहाँ भी दाद, खाज हो वहाँ पर लगा दें – ऐसा करने से पर्याप्त लाभ होता है।

वट के दूध के औषधिक प्रयोग

जब भी कभी वटवृक्ष के किसी पत्ते को तोड़ा जाता है तो उसमें से दूध के समान एक द्रव निकलता है। इस द्रव को विज्ञान की भाषा में 'लैटेक्स' (Latex) कहते हैं। यह एक दिव्य रसायन है तथा यह अनके रोगों के उपचारार्थ प्रयुक्त होता है। इसके कुछ विशिष्ट औषधिक प्रयोगों का वर्णन नीचे किया जा रहा है –

- **अतिसार रोग में**:- अतिसार पीड़ित व्यक्ति के लिये वट का दूध रामबाण औषधि है। इसके लिये बड़ के दूध की पर्याप्त मात्रा लेकर उसे संबंधित व्यक्ति की नाभि में भर दिया जाता है। यह कार्य उसे सीधे लेटाकर किया जाता है। इसके साथ ही अल्प मात्रा में यह दूध नाभि के चारों ओर के क्षेत्र में भी लेपित कर दिया जाता है। ऐसा करने से अतिसार रोग में अत्यधिक आराम हो जाता है तथा 2-3 रोज में ही रोगी ठीक हो जाता है।

- **चोंट-मोचादि पर**:- कई बार हमें चोंट लग जाती है अथवा मोच आ जाती है जिसके कारण संबंधित हिस्सा काफी दुखता है। ऐसी स्थिति में बड़ का दूध उस हिस्से पर लगाने से अत्यधिक लाभ होता है।

- **गठिया रोग में**:- गठिया रोग एक परम कष्टदायक रोग है। गठिया रोग की स्थिति में कई जोड़ों पर सूजन आ जाती है। जो कि शनैः शनैः बढ़ने लगती है। गठिया रोग की प्रारंभिक स्थिति में ही सूजन पर बड़ के दूध को लेपित करने से रोगी को बहुत लाभ होता है। अति प्रारंभिक अवस्था में तो यह रोग इस दूध के लेप से बढ़ता नहीं है।

- **दाढ़ के दर्द में**:- दाढ़ का दर्द भी एक परम कष्टदायक दर्द होता है। इसकी पीड़ा का अनुभव मुक्तभोगी ही कर सकता है। दाढ़ का दर्द होने की स्थिति में थोड़ा सा बड़ का दूध निकाल लें। इस दूध में रूई का एक फोहा भिगो लें। बड़ के दूध में भीगे हुए इस फोहे को दाढ़ (जो कि दुख रही हो) पर लगाने से राहत मिलती है।

• **कण्ठ माला रोग पर**:- कण्ठ माला रोग में रोगी के गले पर एक बड़ी गठान बन जाती है। यह गठान प्रारंभ में तो छोटी रहती है किन्तु रोग के बढ़ने के साथ-साथ यह भी बड़ी होने लगती है। इस गठान के उपचारार्थ बड़ का दूध अल्पमात्रा में प्राप्त कर लें तथा इस दूध को कण्ठमाला पर धीरे-धीरे लेपित कर दें। ऐसा करने से कुछ ही दिनों में कण्ठ माला रोग में आराम होता है।

• **आखों में जाले पड़ जाने पर**:- कई बार आँखो में जाले पड़ जाते हैं जिसका प्रभाव नेत्रज्योति पर भी पड़ता है। इसके निवारणार्थ बड़ के दूध की अतिअल्प मात्रा को नेत्रों में आँजने से नेत्रों के जाले साफ हो जाते हैं।

• **एडियों की बिवाई फटने पर**:- एक कहावत है कि "जाके पैर न फटी बिवाई । वो क्या जाने पीर पराई।।" अर्थात् जिसके पावों में बिवाई न फटी हो उसके दूसरे की पीड़ा क्या समझ में आएगी? दरअसल जिसके एड़ियों में बिवाई फटती है उसे बहुत पीड़ा होती है। साथ ही एड़ियाँ बदसूरत भी दिखाई देती हैं। फटी हुई बिवाईयों में बड़ का दूध भरने से वे शीघ्र ही भर जाती है एवं एड़ियाँ चिकनी हो जाती हैं उनका दर्द जाता रहता है।

• **कमर दर्द पर**:- कई व्यक्ति विशेषकर महिलायें कमर दर्द से काफी पीड़ित होती हैं। कमर दर्द के कारण उनके घर के कामकाज करने में, झुकने में काफी परेशानी होती है। कमर दर्द को दूर करने में बड़ का दूध अत्यंत लाभकारी है। इस हेतु इस दूध की अल्पमात्रा से कमर की मालिश की जाती है। ऐसा करने से कमर दर्द में राहत मिलती है।

• **नासूर होने की स्थिति में**:- नासूर हो जाने पर बड़ का थोड़ा सा दूध ले आवें। उसमें थोड़ी सी सर्प की काँचली की राख मिला दें। सर्प की काँचली की राख उसे जलाकर बनाई जाती है। अब, इस दूध और राख के मिश्रण में एक पतले कपड़े अथवा रूई को तर करके उसकी बत्ती को नासूर में भरने से कुछ ही दिनों में बह ठीक हो जाता है।

• **जख्म एवं व्रणादि में**:- शरीर पर जख्म हो जाने की स्थिति में अथवा कोई व्रण हो जाने पर वहाँ बड़ का दूध लगाने से परम लाभ होता है। दरअसल वट का दूध जख्म और व्रण के लिये परम संकोचक एवं हितकारी होता है।

• **रक्तप्रदर में**:- स्त्रियों में मासिक चक्र के दौरान कई बार रक्त का अधिक स्राव होता हैं, अधिक दिनों तक होता है – इसके निवारणार्थ उन्हें वट का दूध 3-4 दिनों तक दिया जाता है। इस दूध को बताशे में भरकर दिया जाता है। 1 बार में 5-7 बूँद दूध देना चाहिये।

• **खूनी बवासीर में**:- वटवृक्ष का दूध खूनी बवासीर के उपचार में भी अत्यधिक लाभकारी है। इसके लिये इसकी 4-6 बूँद मात्रा रोजाना खाँड में मिलाकर देना हितकर है। ऊपर से शीतल जल पिलावें।

• **हिलते हुए दाँतो पर**:- हिलते हुए दाँतों की जड़ में 2-3 बूँद बरगद के दूध की लगाने से वे तुरंत बगैर कष्ट के बाहर निकल आते है।

• **दिल, दिमाग और जिगर को शक्ति प्रदान करने हेतु**:- वटवृक्ष के दूध में हृदय, मस्तिष्क तथा लीवर को शक्तिशाली बनाने की अद्‌भुत क्षमता होती है। इसके लिये संबंधित व्यक्ति को 2-3 बूँद वटवृक्ष का दूध नित्य सुबह सबेरे खाँड में मिलाकर लेवें – ऊपर से 200 मि.ली. औटाया हुआ दूध भी पीवें। ऐसा लगभग 1 माह तक करने वाले के न केवल हृदय, मस्तिक तथा लीवर बलवान होते हैं बल्कि उसका वीर्य्य बढ़ता है, शोधित होता है तथा उसमें स्तम्भन शक्ति बढ़ती है।

• **बंदगाँठ पर**:- कभी-कभी शरीर के किसी भाग पर कड़क अथवा गिलबिली सी गाँठ उत्पन्न हो जाती है। इसे ही बदगाँठ कहते हैं। ऐसी किसी भी गाँठ के हो जाने पर उस पर वट का दूध लगाना चाहिये। ऐसा करने से वह गाँठ धीरे-धीरे बिफर जाती है और अंत में समाप्त हो जाती है। कभी-कभी वह फूट जाती है और फिर सूखजाती है। यदि वट के दूध से उस गाँठ में कोई प्रभाव न पड़े तो फिर उसे इस प्रयोग के काबिल न समझें।

वटफलों के औषधिक प्रयोग

विशाल वटवृक्ष में इसकी शाखाओं पर छोटे-छोटे करौंदे की भाँति फल लगते हैं। ये फल प्रारंभ में हरे होते हैं किन्तु बाद में 'परपल' वर्ण के हो जाते हैं। इन फलों के विभिन्न औषधिक प्रयोगों में से कुछ निम्नानुसार हैं:-

• **कामशक्ति वर्द्धन हेतु**:- कामशक्ति वर्द्धन हेतु:- वटवृक्ष के पर्याप्त मात्रा में कच्चे फल एकत्रित कर लें। इन फलों को छाये में सुखालें इन सूखे हुए फलों को पीसकर उनका चूर्ण बनाकर शीशी में भरकर रख लें। इस चूर्ण की एक चम्मच मात्रा जल से लेकर ऊपर से 1 पाव (250 मि.ली.) दूध पी ले। ऐसा नित्य कुछ दिनों तक नियमित करने पर निम्नांकित लाभ होते हैं

1. प्रयोगकर्त्ता की कामशक्ति में वृद्धि होती है।
2. उसके वीर्य्य स्तम्भन काल में वृद्धि होती है।
3. उसके शुक्राणुओं की संख्या में वृद्धि होती है।
4. उसके वीर्य्य का शोधन होता है, वीर्य्य गाढ़ा होता है।

• **बल एवं वीर्य्य वर्द्धन हेतु**:- वट के पके हुए फल एकत्रित कर उन्हें छाये में सुखाकर उनका चूर्ण बना लें। प्रतिदिन एक चम्मच से 200 मि.ली. के लगभग औटाया हुआ दूध लें। नित्य कुछ दिनों तक ऐसा करने से अधोलिखित लाभ होते हैं:-

1. शारीरिक एवं मानसिक बल में वृद्धि होती है।
2. वीर्य्य वृद्धि होती है, वीर्य्य की मात्रा एवं घनत्व बढ़ता है।
3. न्यून रक्तचाप बढ़ता है।
4. वीर्य्य स्तम्भन काल बढ़ता है।

नोट:- वटवृक्ष के फलों के समस्त प्रयोग मुख्यतः वीर्य्य शोधन एवं बलवर्द्धन के लिये ही प्रयुक्त किये जाते हैं। इन्हें दुग्ध मिश्री के साथ ही देना होता है।

वटवृक्ष की दाढ़ी के औषधिक प्रयोग

जब वटवृक्ष कुछ पुराना हो जाता है तो उसके स्तम्भ से जोड़ों के स्थान पर कुछ कुछ रेशेदार रचनाओं के गुच्छ निकलते हैं। इन्हें ही वटवृक्ष की दाढ़ी कहा जाता है। इन रचनाओं के भी औषधिक प्रयोग होते हैं जिनमें से कुछ सरल प्रयोगों को नीचे लिखा जा रहा है:-

• **प्रमेह एवं धातु रोगों में**:- पेशाब के साथ-साथ वीर्य्यसम सफेद द्रव का निकलना प्रमेह अथवा धातुरोग की सीमा में आता है। इसके निवारणार्थ वटवृक्ष की दाढ़ी एकत्रित कर लें। उसे भलीप्रकार से धो लें – साफ कर लें। इसके पश्चात इसे छाये में सुखा लें। इस चूर्ण की 2 ग्राम मात्रा नित्य सुबह के समय जल के साथ लेने से पेशाब के साथ धातु का जाना रूक जाता है। उस प्रयोग का पूर्ण लाभ प्राप्त करने हेतु 5 से 7 दिनों तक करना होता है।

• **किसी भी प्रकार से वमन की शिकायत होने पर**:- वमन के किसी भी कारण से होने पर वटवृक्ष की दाढ़ी के प्रयोग से उसे दूर किया जा सकता है। इसके लिये पर्याप्त मात्रा में वट की दाढ़ी लेकर उसे छाये में सुखा लिया जाता है। किसी भी स्वच्छ पात्र में इस सूखी हुई दाढ़ी को जला दिया जाता है जिससे उसकी भस्म बन जाती है। इस भस्म की लगभग एक चम्मच मात्रा को 1 गिलास पानी में मिला दें। पानी को चम्मच की सहायता से गोल-गोल तरीके से हिला दें तथा फिर उसे स्थिर होने दें। ऐसा करने से भस्म का कुछ ठोस हिस्सा नीचे बैठ जावेगा। ऊपर का पानी निथार लें। इस निथारे हुए जल के 3 भाग करें तथा रोगी को 1-1 घण्टे के अंतर से पिलावें। इस प्रयोग के परिणाम स्वरूप किसी भी प्रकार से होने वाली वमन रूक जाती है।

वट पत्रों के औषधिक प्रयोग

वटवृक्ष के यूँ तो सभी अंग औषधिक महत्व के हैं किन्तु उनमें सबसे अधिक महत्व इसके पत्तों का है। इन पत्तों के अनेक ओषधिक प्रयोगों में से कुछ सरल एवं प्रभावशाली प्रयोगों को नीचे अंकित किया जा रहा है:-

- **उपदंश में**:- उपदंश रोग पर वटवृक्ष के पत्ते लाभ करते हैं। इस हेतु वट के पर्याप्त पत्ते तोड़कर उन्हें छाये में सुखालें। इन पत्तों के सूखजाने के पश्चात् इन्हें जलाकर राख बनालें। वटवृक्ष के पत्तों की इस राख की 1/2 ग्राम मात्रा नित्य जल से लेने पर उपदंश में लाभ होता है।

- **रक्त एवं पित्त विकारों में**:- रक्त एवं पित्त विकार की स्थिति में वट के एक पत्ते को लेकर धोलें। इस पत्ते की पीसकर इसकी चटनी बना लें। इस चटनी के साथ शक्कर एवं शहद मिलाकर लेने से शरीर में रक्त एवं पित्त विकार दूर होते हैं।

- **घावों को भरने हेतु**:- घावों को भरने हेतु:- कई बार हमारे शरीर पर घाव हो जाते हैं। इन घावों को आसानी से भरने के लिये वटवृक्ष के कुछ पी पत्ते लेकर उसकी राख बना लें। उस राख की अल्पमात्रा लेकर उसमें मोम एवं घी मिला दें। इस मिश्रण को घाव पर लगा दें। ऐसा करने से वह घाव शीघ्र भरा जाता है।

- **गंजरोज में**:- गंजरोग में भी वटवृक्ष के पत्तों को उपयोगी पाया गया है। इस हेतु भस्म बना लें उस भस्म को अलसी के तेल में मिलाकर गंज पर लेपित करने से गंज रोग शनैः शनैः दूर होता है। वैसे वंशानुगत गंजरोग में यह प्रयोग प्रभाव नहीं डालता।

- **जख्मों पर**:- ऐसा ताजा जख्म जिसमें टाँके लगाने की आवश्यकता हो यदि उस जख्म के मुँह को मिलाकर उस पर वटवृक्ष का एक पत्ता कसकर बाँध दें। ऐसा करने से वह जख्म चिपक जाता है। यह 1-2 दिन का समय लेता है। अतः वही पत्ता 2-3 दिनों तक न खोलें।

वट की जटा के अंकुरों के औषधिक प्रयोग

वट की जटा के निचले हिस्से में और बीच-बीच में उसकी अन्य शाखाओं को जन्म देने के लिये छोटी-छोटी कलिकाएँ निकलती हैं जिन्हें वट की जटा के अंकुर कहते हैं। इनके कुछ सरल, निरापद एवं प्रभावी औषधिक प्रयोग नीचे दिये जा रहे हैं –

• **वमन पर**:- कई बार हमें वमन की ऐसी शिकायत होती है कि तमाम उपचार करने के बावजूद भी वह ठीक नहीं होती। जिसके कारण संबंधित व्यक्ति अत्यंत परेशान हो उठता है। ऐसी वमन अथवा साधारण वमन की शिकायत हो जाने पर भी इस उपचार को सम्पन्न कर लाभान्वित हुआ जा सकता है। इस उपचार में वटवृक्ष की जटा के कुछ अंकुर लेकर उन्हें घोट छानकर पिलाया जाता है। ऐसा करने से त्वरित लाभ होता है।

• **सोजाक में**:- सोजाक की शिकायत होने पर वटवृक्ष की कुछ कोपलों को पीसकर ग्रहण करने से तथा ऊपर से अल्पमात्रा में दूध पीने से पर्याप्त लाभ होता है। प्रारंभिक अवस्था के रोग में तो शीघ्र ही यह उपचार लाभ करता है। पंजाब के अधिकांश इलाकों में यह उपचार प्रचलित है।

• **रक्तशोधन हेतु**:- रक्त के शोधन एवं शुद्धिकरण हेतु वट की जटाओं की कोपलें मुफीद है। इस हेतु इन कोपलों की थोड़ी-थोड़ी मात्रा नित्य जल के साथ घोट पीसकर लेना चाहिये। प्रयोग कुछ दिनों तक करना अनिवार्य होता है।

• **कूचों को कठोर बनाने हेतु**:- कूचों स्त्रियों के स्तनों के कूचों को कठोरता प्रदान करने में भी वटवृक्ष की जटाओं की कोपलें परम उपयोगी हैं। इसके लिये कुछ कोपलों को लेकर उन्हें भलीप्रकार से पीस लें। तदुपरान्त इस चटनी को कूचों पर लेप कर दें। ऐसा नित्य कुछ दिनों तक करने से स्त्रियों के कूचे कठोर हो जाते हैं तथा स्तन उन्नत दष्टिगोचर होते हैं। जिसके कारण उनकी सुन्दरता में चार चाँद लग जाते हैं।

वट की पत्तियों की कोपलों के औषधिक प्रयोग

वट की अत्यंत कोमल पत्तियाँ जो कि नर्म एवं आकार में बहुत छोटी होती हैं – कोपल कहलाती हैं। इन्हीं कोपलों के कुछ प्रमुख औषधिक प्रयोग निम्नानुसार हैं –

• **मूत्र एवं वीर्य्य रोगों पर**:- मूत्र एवं वीर्य्य रोगों परः- वट की कोप. लें मूत्र तथा वीर्य्य रोगों में अत्यंत लाभकारी हैं। इस हेतु वटवृक्ष की कुछ कोपलों को एकत्रित कर लें तथा उन्हें छाये में सुखा लें। जब ये सूख जावें तब इनका चूर्ण बनाकर एक शीशी में भरकर रख लें। इस चूर्ण की 2-3 ग्राम मात्रा मिश्री के साथ मिलाकर लेवें तथा ऊपर से दूध पी लें। इय प्रयोग के परिणामस्वरूप निम्नलिखित लाभ होते हैं –

1. मूत्र कृच्छ में पर्याप्त लाभ होता है।
2. वीर्य्य का पतलापन दूर होता है, वीर्य्य गाढ़ा होता है।
3. सोजाक की प्रारंभिक अवस्था में काफी लाभ होता है।
4. गुर्दे की जलन कम होती है।

• **जल जाने पर**:- शरीर के किसी भाग के जल जाने पर वटवृक्ष की थोड़ी सी कोपलें लें। इन कोपलों को गाय के दूध के निर्मित दही के साथ पीसकर संबंधित स्थान पर लगाने से काफी आराम मिलता है। गाय के दही की तुलना में दूसरा दही कम प्रभावी रहता है।

• **वायु रोगों में/गैस में**:- वटवृक्ष की 2-3 ताजी कोपलें नित्य सेवन करने से शरीर में उपस्थित वायु बिफर जाती है। जिसके कारण वात पीडायें एवं गैसादि से काफी राहत मिलती है।

• **पेशाब में जलन होने पर**:- पेशाब में जलन होने की स्थिति में थोड़ी सी कोपलें लेकर उनका रस निकाल लें। कोपलों के रस को 2-4 दिनों तक दूध के साथ लेने से पेशाब की जलन दूर होती है। यदि कोपलों का रस निकालपाना संभव न हो तो उस स्थिति में 2-3 कोपलें बरगद की चबाकर ऊपर से दूध पी लेने से भी वही लाभ परिलक्षित होता है।

वट की जटा की छाल के कुछ प्रयोग

वटवृक्ष की जटा न केवल दिव्य होती है बल्कि उसके अनेक औषधिक महत्व भी हैं। उनमें से कुछ अतिसरल, निरापद एवं प्रभावी प्रयोग निम्न हैं:-

• **वमन पर**:- कई बार हमारा जी घबराता है, उल्टी जैसी हालत बनती है – ऐसे समय के लिये यह प्रयोग मुफ़ीद है। इस प्रयोग के अंतर्गत वटवृक्ष की ऐसी जटायें चुनें जो कुछ मोटी हों तथा जिनकी छाल पृथक की जा सकती हो। जटाओं की ऐसी छाल अल्पमात्रा में एकत्रित करके उन्हें जला लें तथा जलाकर उनकी राख बना लें। वट की जटाओं की इस राख की 1-2 चुटकी मात्रा को ठंडे जल से लेने से वमन में अथवा वमन की हाजत बनने में पर्याप्त आराम होता है।

• **मूत्रकृच्छ पर**:- मूत्रकच्छ पुरूषों में विशेष रूप से होने वाली एक समस्या है। इसमें मूत्र त्याग करते समय व्यवस्थित धार न बन पाना, पेशाब करते समय अल्पाधिक कष्ट होना इत्यादि लक्षण होते हैं। इस व्याधि के निवारणार्थ वटवृक्ष की जटा की थोड़ी सी छाल लेकर उसे सुखा लें तथा उसे भली प्रकार से पीस कर उसका चूर्ण बना लें। इस चूर्ण की 1/2 चम्मच मात्रा शीतल जल से सुबह – शाम 2-3 दिनों तक लेने से मूत्र कृच्छ में पर्याप्त लाभ होता है। बड़ की जटाकी छाल को जल में पीसकर ठंडाई की भाँति पीने से भी मूत्रकृच्छ ठीक होता है।

जोड़ों के दर्द पर वट पत्र का प्रयोग

कई व्यक्ति जोड़ों के दर्द से अत्यंत परेशान रहते हैं – विशेषरूप से घुटने के जोड़ों की पीड़ा उन्हें एक प्रकार से पंगु बना देती है। वटवृक्ष के पत्ते इन घुटनों के जोड़ों के लिये अत्यंत लाभकारी हैं। इसके लिये बड़ के 2-3 पत्ते जो कि कुछ बड़े आकार के हों ले आवे। इन पत्तों को लाकर पहले धो लें ताकि इनकी धूल मिट्टी दूर हो जावे। अब, एक तवा गर्म करें साथ ही इन पत्तों पर थोड़ा सा सरसों का तेल चुपड़कर उन्हें गर्म तवे पर रख दें ताकि वे थोड़े से सिक जावें। इसके पश्चात् इन गर्म पत्तों को, जो कि चमड़ी की सहनशीलता की सीमा में हों घुटनों पर गर्म चिपका दें। ऊपर से पट्टी बाँध लें ताकि ये गिरे नहीं। इन्हें 4-6 घंण्टे तक ऐसे ही बँधे रहने दें। इस प्रयोग को नित्य कुछ दिनों तक सम्पन्न करने से घुटनों के दर्द में पर्याप्त लाभ होता है।

• एक अन्य प्रयोग में बड़ के 2-3 ताजे पत्तों को पीसकर चटनी बनालें। इसमे अल्पमात्रा में पिसी हुई हल्दी, 2-3 लहसुन की कलियाँ, थोड़ी सी सोंठ तथा अल्पमात्रा में गुड़ मिला लें। इस मिश्रण को गर्म कर लें। इस गर्म चटनी का लेप घुटनों पर करने से उनका दर्द शनैः शनैः जाता रहता है। इस लेप को घुटनों के दर्द के साथ-साथ कमर दर्द पर भी सफलता पूर्वक प्रयोग किया जा सकता है।

• इसी प्रकार वटवृक्ष के एक ताजे पत्ते को सेंककर उस पर थोड़ा सा तेल चुपड़कर उसे पुनः सेंक लें। इस पत्ते को ऐसे फोड़े पर बाँध दें जो कि पका न हो। ऐसा फोड़ा लाल दिखाई देता है तथा दर्द करता है। इस पुल्टिस के प्रयोग से वह फोड़ा पक जाता है। उसमें पीव (Pus) बन जाता है। यही प्रयोग 2-3 बार करने से वह फूट जाता है तथा पीव निकल जाने के कारण दर्द भी दूर होता है तथा वह शनैः शनैः सूख जाता है।

वट का वाजीकरण प्रयोग

वट का एक श्रेष्ठ वाजीकारक हेतु भी प्रयोग है जो कि एक सीमा तक निरापद है। इस प्रयोग को 5-7 दिनों से अधिक न करें अन्यथा लाभ के बजाय हानि हो सकती है। प्रयोग अत्यंत सरल है। इस प्रयोग के अंतर्गत् सुबह सबेरे एक बताशा ले लें। बताशा शक्कर की चासनी से निर्मित एक विशेष प्रकार की मीठी वस्तु बनाई जाती है जो कि बाजारों में उपलब्ध रहती है। पुराने जमाने से ही घरों में मंगल गीत गाने के पश्चात् स्त्रियों में शगुन के तौर पर ये बताशें भेंट किये जाते हैं। इस बताशे को लेकर किसी भी ऐसे वटवृक्ष के समीप जावें जिसकी पत्तियाँ तोड़ी जा सकती हों। जब भी कभी किसी वटवृक्ष की पत्ती को तोड़ा जाता है उस समय उसमें से दूध निकलता है। टेक्नीकल भाषा में इस दूध को 'लैटेक्स' (Latex) कहते हैं। सुबह के समय ऐसा व्यक्ति जिसे लिंगोत्थान संबंधी समस्या हो अथवा जो शीघ्रपतन का शिकार हो अथवा जिसका वीर्य्य पतला हो तथा वाजीकरण से संबंधित ऐसी ही समस्याओं से घिरे व्यक्ति को बड़ का मात्र एक पत्ता तोड़ना चाहिये। पत्ते को तोड़ने से उसमें से दूध निकलने लगता है। इस लैटेक्स की मात्रा 1 बूँद मात्रा को बताशे में ले लें। इस बताशे को प्रयोगकर्त्ता वही पर खा लें। ऊपर से पानी न पिये। इस प्रयोग को नित्य 5-7 दिनों तक करना है – उससे अधिक नहीं इसके प्रभाव से निम्न लाभ होते हैं –

1. स्तम्भन अधिक समय तक होता है।
2. लिंगोत्थान में प्रबलता आती है।
3. वीर्य्य दोषों का शमन होता हैं, वीर्य्य का घनत्व बढ़ता है।
4. कामशक्ति में वृद्धि होती है।

वटवृक्ष एवं उन्माद रोग

'उन्माद' एक ऐसा रोग है जो इतना भयानक होता है कि इसके प्रभााव में उन्मादी कुछ भी कर सकता है। अनेक आत्महत्याएँ अथवा हत्याएँ अथवा भयंकर मारपीट उन्माद की बदौलत होती हैं। इस उन्माद रोग के नियंत्रण हेतु वटवृक्ष से संबंधित एक सरल प्रयोग है जिसे कुछ दिनों तक सम्पन्न करने से उनमद रोग में न्यूनता देखी जा सकती है। यह प्रयोग अत्यंत ही सरल होता है। इस प्रयोग हेतु एक हवन नित्य कुछ दिनों तक करना होता है। इस हवन के लिये मुख्य रूप से वटवृक्ष, पीपल तथा आक– इन तीन वृक्षों की समिधायें मुख्यरूप से एकत्रित करनी होती है। ये बाजार में भी आसानी से उपलब्ध हो जाती हैं। इन समिधाओं को एकत्रित कर संबंधित व्यक्ति प्रतिदिन स्नानादि से निवृत्त होकर हवन कुण्ड में इन समिधाओं को दहन कर नीचे लिखे गये पदार्थों को व्यवस्थित मिलाकर 108 आहूतियाँ अर्पित करे। प्रत्येक आहूति गायत्री मंत्र के सम्पुट के साथ हो। इस हवन हेतु निम्नांकित पदार्थों का मिश्रण बनावें –

काले तिल, जौ (यव), देवी कपूर, गूगल, चाँवल, लौंग, बड़ी इलायची, गुड़ और शुद्ध घी।

इस प्रयोग को कम से कम 40 दिनों तक अवश्य करें। हवन के उपरान्त ठंड़ी हो जाने पर समस्त सामग्री (राख) किसी नदी-तालाब अथवा झील में प्रवाहित कर दें। समस्त दिनों की राख को अंतिम दिन भी विसर्जित किया जा सकता है। ऐसा करने से निश्चय ही उन्माद रोग में लाभ होता है। यही नहीं इसके प्रभाव से प्रयोगकर्ता को आरोग्य एवं सम्मान की प्राप्ति भी होती है। उसके घर-परिवार में लोग स्वस्थ रहते हैं मानसिक तनाव दूर होते है, धनागम में वृद्धि होती है तथा घर परिवार में तंत्रमंत्रादि के कुप्रभाव नहीं पड़ते।

पाशुपतास्त्र मंत्र और वटवृक्ष

जैसा कि विदित है पीपल वृक्ष के समान वटवृक्ष पर भी समस्त देवी – देवताओं का वास होता है – इसीलिये इस वृक्ष के नीचे भी जो कुछ पूजा अर्चना अथवा मंत्रादि के जप किये जाते हैं उनके सुफल ज्यादा तीव्रता से तथा पर्याप्त मिलते हैं। इसी क्रम में यदि वटवृक्ष के नीचे अधोलिखित पाशुपतास्त्र मंत्र का कम से कम 3 बार अथवा 9 बार पाठ किया जावे तो निश्चय ही उसे अनेक लाभ होते हैं। इस मंत्र को वटवृक्ष के नीचे पाठ करने से पूर्व निम्नांकित नियमों का पालन आवश्यक है –

1. मंत्र सूर्योदय के समय करना श्रेष्ठ होता है।
2. मंत्र का पाठ स्नानादि करके करें।
3. इस मंत्र का पाठ पूर्वाभिमुख होकर करें।
4. मंत्र का पाठ करने से पूर्व कुछ लकड़ी के कोयले के अंगारे मिट्टी के सकोरे में रखकर उस पर घी तथा गूगल डालते रहें अर्थात् यह पाठ घी गूगल के धूम्र के साथ हो।
5. पाठ करते समय कुशा के आसन का प्रयोग करें।
6. मंत्र का उच्चारण शुद्ध करें।

'पाशुपतास्त्र मंत्र' निम्नानुसार है

पाशुपतास्त्र मंत्र

ॐ नमो भगवते महापाशुपतायतुलबलवीर्यपराक्रमाय त्रिपञ्चनयनाय नानारूपाय नानाप्रहरणोद्यताय सर्वाङ्गरक्ताय भिन्नाञ्जनचयप्रख्याय श्मशानवेतालप्रियाय सर्वविघ्नानिकृन्तरताय सर्वसिद्धिप्रदाय भक्तानुकम्पिनेऽसंख्यवक्त्रभुजपादाय तस्मिन् सिद्धाय वेतालवित्रासिने

शाकिनीक्षोभजनकाम व्याधिनिग्रहकारिणे पापभञ्जनाय सूर्यसोमाग्निनेत्राय विष्णुकवचाय खड्गवज्रहस्ताय यमदण्डवरुणपाशाय रुद्रशूलाय ज्वलज्जिह्वाय सर्वरोगविद्रावणाय ग्रहनिग्रहकारिणे दुष्टनागक्षयकारिणे ।
ॐ कृष्णपिङ्गलाय फट् । हूंकारास्त्राय फट् । वज्रहस्ताय फट् ।
शक्तये फट् । दण्डाय फट् । वसाय फट् । खड्गाय फट् ।
नैर्ऋताय फट् । वरुणाय फट् । वज्राय फट् । पाशाय फट् ।
ध्वजाय फट् । अङ्कुशाय फट् । गदायै फट् । कुबेराय फट् ।
त्रिशूलाय फट् । मुद्राराय फट् । चक्राय फट् । पद्माय फट् ।
नागास्त्राय फट् । ईशानाय फट् । खेटकास्त्राय फट् । मुण्डाय फट् ।
मुण्डास्त्राय फट् । कङ्कालस्त्राय फट् । पिच्छिकास्त्राय फट् ।
क्षुरिकास्त्राय फट् । ब्रह्मास्त्राय फट् । शक्तयस्त्राय फट् ।
गणास्त्राय फट् । सिद्धास्त्राय फट् । पिलिपिच्छास्त्राय फट् ।
गन्धर्वास्त्राय फट् । पूर्वास्त्राय फट् । दक्षिणास्त्राय फट् । वामास्त्राय फट् ।
पश्चिमास्त्राय फट् । मन्त्रास्त्राय फट् । शाकिन्यस्त्राय फट् ।
योगिन्यस्त्राय फट् । दण्डास्त्राय फट् । महादण्डास्त्राय फट् ।
नमोऽस्त्राय फट् । शिवास्त्राय फट् । ईशानास्त्राय फट् ।
पुरुषास्त्राय फट् । अघोरास्त्राय फट् । सद्योजातास्त्राय फट् ।
हृदयास्त्राय फट् । महास्त्राय फट् । गरुडास्त्राय फट् ।
राक्षसास्त्राय फट् । दानवास्त्राय फट् । क्षौं नरसिंहास्त्राय फट् ।
त्वष्ट्रस्त्राय फट् । सर्वास्त्राय फट् । नः फट् । वः फट् । पः फट् ।
फः फट् । मः फट् । श्रीः फट् । पेः फट् । भूः फट् । भुवः फट् ।
स्वः फट् । महः फट् । अनः फट् । तपः फट् । सत्यं फट् ।
सर्वलोक फट् । सर्वपाताल फट् । सर्वतत्व फट् । सर्वप्राण फट् ।
सर्वनाडी फट् । सर्वकारण फट् । सर्वदेव फट् । ह्रीं फट् । श्रीं फट् ।
ह्रूं फट् । स्त्रुं फट् । स्त्रां फट् । लां फट् । वैराग्याय फट् ।
मायास्त्राय फट् । कामास्त्राय फट् । क्षेत्रपालास्त्राय फट् ।
हुंकारास्त्राय फट् । भास्करास्त्राय फट् । चन्द्रास्त्राय फट् ।
विघ्नेश्वरास्त्राय फट् । गौः गां फट् । खों खौं फट् । ह्रौं ह्रों फट् ।
भ्रामय भ्रामय फट् । संतापाय संतापाय फट् । छादय छादय फट् ।
उन्मूलय उन्मूलय फट् । त्रासय त्रासय फट् । संजीवय संजीवय फट् ।
विद्रावय विद्रावय फट् । सर्वदुरितं नाशय नाशय फट् ।

इस मंत्र का नियमित कुछ दिनों तक उपरोक्तानुसार नियमों का पालन करते हुए पाठ करने वाले को निम्नलिखित लाभ होते हैं –

- पाठ करने वाले को तथा उसके परिजनों को स्वास्थ्य एवं आरोग्य प्राप्त होता है।
- उसके यहाँ बीमारी का सिलसिला टूटता है।
- उसे धन – धान्य की प्राप्ति होती है, उसे आवश्यक धन की प्राप्ति होती रहती है।
- उसके कार्यों में आने वाली विघ्न बाधायें दूर होती है।
- उसके कारोबार में वृद्धि होती है।
- उसकी शत्रुपीड़ा समाप्त होती है, शत्रु परास्त होते हैं। कोर्ट कचहरी के विवाद समाप्त होते हैं।
- उस पर किये गये तंत्र-मंत्रादि के प्रयोग कट जाते हैं तथा उनके कुप्रभाव उस पर से समाप्त होते हैं।
- उसे गूढ़ विद्याओं की प्राप्ति में आने वाले व्यवधान दूर होते हैं।
- उसकी सामाजिक प्रतिष्ठा में वृद्धि होती है।
- उसके विवाद निपटते हैं।
- उसके देव दोषों का शमन होता हैं।
- उस पर कोई बात नहीं कर पाता।

भारत के कुछ प्रमुख वटवृक्ष

यूँ तो भारत वर्ष में अनेक विशाल और प्राचीन वटवृक्ष मौजूद हैं किन्तु उसमें से कुछ प्रमुख वटवृक्षों का संक्षेप में परिचय नीचे कराया जा रहा हैं –

- **कोलकाता का वट**:- कोलकाता के हावड़ा में आचार्य जे. सी. बोस वनस्पति उद्यान है जिसमें तमाम प्रकार एवं प्रजातियों के छोटे बड़े पौधे लगे हैं – उन्हीं में से एक है वटवृक्ष। यह वटवृक्ष विश्व प्रसिद्ध है तथा भारत वर्ष में यह विशालतम है। यह वटवृक्ष इतना बड़ा है कि इसका मुख्य तना कौनसा है किसी को नहीं मालूम। विशालता के साथ-साथ यह वटवृक्ष अपने आप में अनोखा है। इसका क्राऊन लगभग 400 मीटर का है।

- **रणथम्भोर का विशाल वटवृक्ष**:- कहा जाता है कि यह वटवृक्ष भारत में विशालता के मामले में द्वितीय स्थान पर है। यह रणथम्भोर में है। यह लगभग 600 वर्ष आयु का है।

- **वट विशाल** (Giant Banyan):- यह बरगद का वृक्ष 450 वर्षों से भी अधिक आयु का है। यह चैन्नई के अड्यार नामक स्थान के थियोसॉफिकल सोसायटी के मैदान में स्थित है। इस वृक्ष के संबंध में कहा जाता है कि इस वृक्ष के नीचे अनेक विश्व प्रसिद्ध हस्तियों ने विश्राम किया है और इसी के प्रभाव से उनका विशेष उत्थान हुआ। इसके नीचे विश्राम करने वालों में जे. कृष्णमूर्ति, एनी बेसेण्ट आदि प्रमुख हैं।

- **बैंगलुरू का विशाल वट**:- यह विशाल वटवृक्ष डोड्डा अलाडामारा, बैंगलुरू की रामोल्ली नामक स्थान पर हैं यह 400 वर्षों से भी अधिक आयु का है। इसमें 1000 से अधिक वायुवीय शाखायें हैं।

• **गुजरात** का गौरव कबीर वड टापू पर भी एक विशाल वटवृक्ष है जिसकी आयु 300 वर्षों से भी अधिक है। यह सुन्दर वटवृक्ष अनेक पर्यटकों के आकर्षण का केन्द्र है।

• **तैलंगाना** के महबूब नगर में 800 वर्ष पुराना वटवृक्ष है। यह पि. ल्लालामारा नाम से जाना जाता है।

• **सारग** में भी एक विशाल वटवृक्ष है। यह वटवृक्ष यहाँ के चौसठ योगिनियों वाले मंदिर में है। कहा जाता है कि यह वृक्ष लगभग 1000 वर्ष पुराना है। यह 50,000 वर्गफीट के क्षेत्रफल में फैला हुआ है और मध्यभारत का यह सबसे बड़ा वटवृक्ष माना जाता है।

• **आन्ध्रप्रदेश** के अनंत पुरम जिले में काद्री लक्ष्मी नरसिम्हा मंदिर से महज 30-35 कि.मी. की दूरी पर अतिप्राचीन वटवृक्ष है। यह वृक्ष लगभग 5 एकड़ में फैला हुआ है तथा 1989 में इसे सबसे बड़े वटवृक्ष के रूप में दर्ज किया गया है। यह वृक्ष थिम्माम्मा मारीमनु नाम से जाना जाता है।

• **जगन्नाथपुरी** की मंदिर सीमा में भी एक विशाल बरगद का वृक्ष है। यह कालपाबाटा नाम से जाना जाता है।

• **लखनऊ** लखनऊ के माँझी नामक स्थान पर भी एक अति विशाल वटवृक्ष है।

तथा ऐसे और भी कई विशाल वटवृक्ष भारत में अवस्थित हैं किन्तु ऊपर वर्णित उनमें से प्रमुख हैं और इन सभी को विशाल वटवृक्ष के उदाहरण के रूप में समझा जा सकता हैं।

यदि आप उमेश पाण्डे के बारे में अधिक जानकारी प्राप्त करना चाहते हैं तो umesh.pande@yahoo.com पर संपर्क करें।

लेखक का ई-मेल संपर्क:
umesh.pande@yahoo.com पर संपर्क करें।

अधिक जानकारी के लिए संपर्क:
योगी इम्प्रैशन्स एलएलपी
1711, सेंटर - 1, वर्ल्ड ट्रेड सेंटर,
कफ परेड, मुंबई - 400 005. भारत

हमारी वेबसाईट पर मेलिंग लिस्ट
फार्म भरें ई-मेल द्वारा पुस्तक,
लेखक, आदि की जानकारी पायें।
संपर्क: www.yogiimpressions.com

दूरध्वनि: (022) 61541500, 61541541
ई-मेल: yogi@yogiimpressions.com

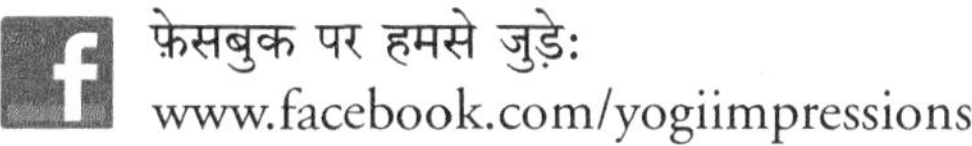
फ़ेसबुक पर हमसे जुड़े:
www.facebook.com/yogiimpressions

ALSO PUBLISHED BY YOGI IMPRESSIONS

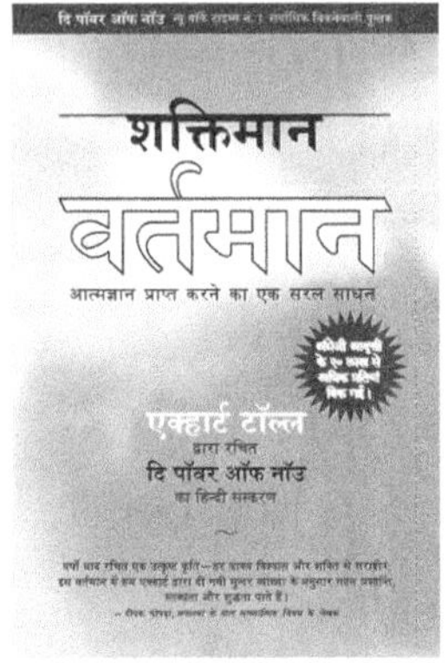

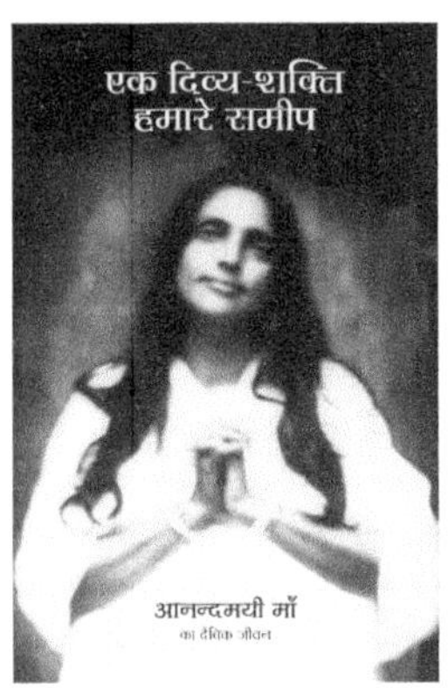

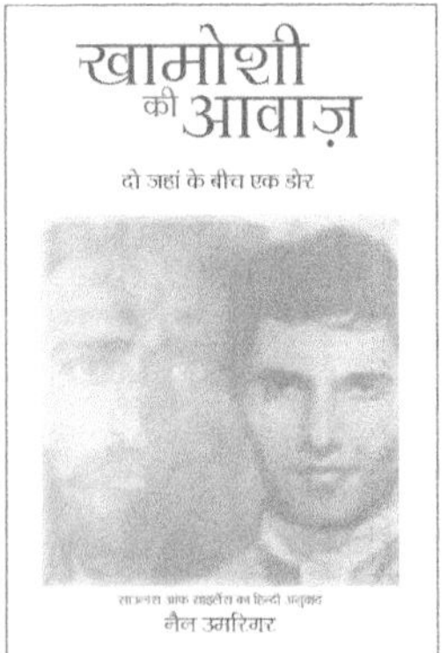

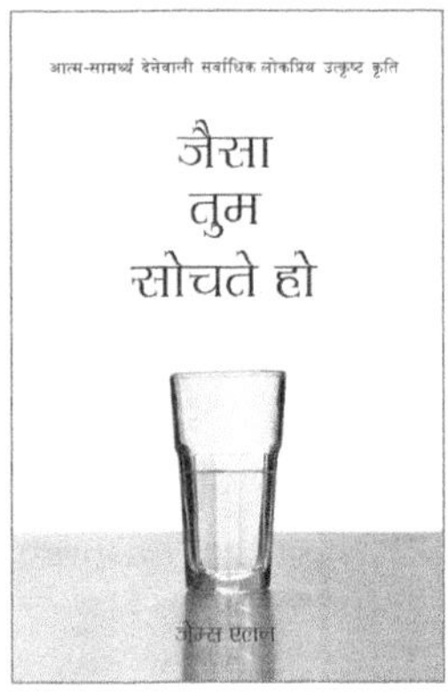

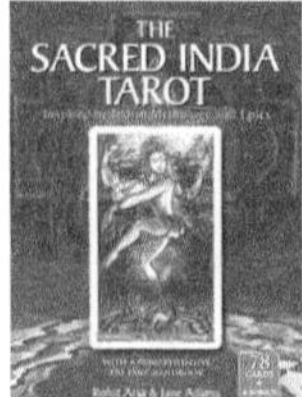

The Sacred India Tarot

Inspired by Indian Mythology and Epics

78 cards + 4 bonus cards + 350 page handbook

The Sacred India Tarot is truly an offering from India to the world. It is the first and only Tarot deck that works solely within the parameters of sacred Indian mythology – almost the world's only living mythology today.